COMO DESINTOXICAR EL HIGADO NATURALMENTE

DESCUBRA COMO RECUPERAR LA SALUD DE SU HIGADO CON EL PLAN DE DESINTOXICACION Y LIMPIEZA HEPATICA TOTAL DE 7 DIAS MAS EFECTIVO

PIERDA PESO Y RECUPERE SU SALUD

Reservados todos los derechos de autor. Queda totalmente prohibida, sin la autorización escrita de los titulares del copyright, bajo las sanciones establecidas en las leyes, la reproducción parcial o total de este libro por cualquier medio o procedimiento, incluidos reprografía y el tratamiento informático, así como la distribución de ejemplares mediante alquiler o préstamo público.

Copyright © 2014 Mario Fortunato. All rights reserved worldwide.

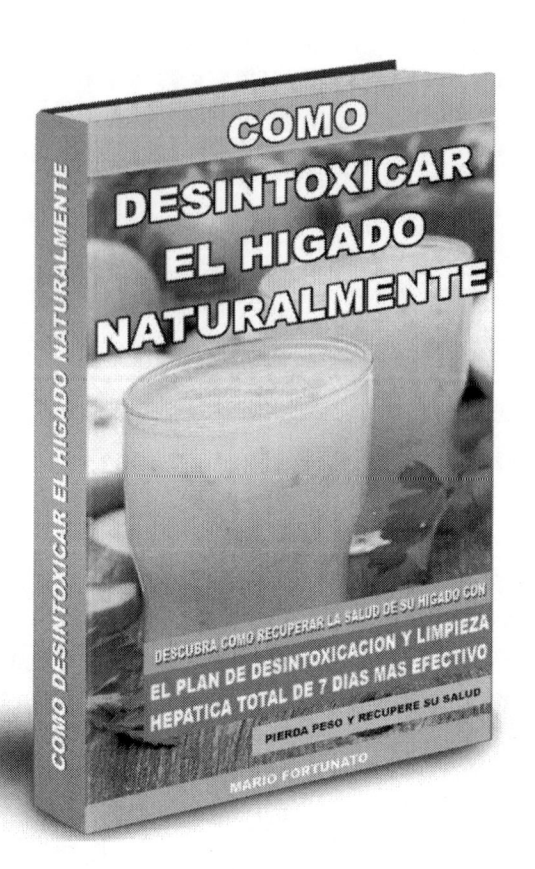

Tabla de Contenidos:

Capítulo I

Descubra Por Qué Necesita Desintoxicar el Hígado y Cuales son Los Signos de un Hígado Intoxicado y Por Qué Necesita este Libro Pag.7

Capítulo II

¿Qué es Exactamente Una Desintoxicación de Hígado y Como Funciona este Órgano del Cuerpo – Cual es su Función en Nuestro Sistema? Pag.18

Capítulo III

¿Es Segura una Desintoxicación de Hígado? Pag.25

Capítulo IV

¿Cómo Prepararse Para una Dieta Optima de Limpieza Hepática Natural? Pag.36

Capítulo V

Descubra Cuales son los Beneficios de una Desintoxicación del Hígado Pag.45

Capítulo VI

¿Qué Esperar Después de una Limpieza Natural del hígado? y el Proceso de Desintoxicación Pag.48

Capítulo VII

¿Qué Hacer Cuando Termina la Desintoxicación Natural de Hígado? Pag.62

Capítulo VIII

Descubra lo que Debe Comer Después de una Limpieza Hepática Natural Pag.67

Capítulo IX

Descubra los Mejores Alimentos y Hierbas Para Mantener la Buena Salud del Hígado y Para Estimular su Recuperación Natural Pag.77

Capítulo X

Recetas Saludables Para Mantener un Hígado Saludable Pag.88

Capitulo XI

La limpieza de Hígado por Medio del Consumo de Jugos Naturales Pag.100

Capitulo XII

¿Cómo Mantener su Salud Después de una Limpieza Hepática? Pag.105

Conclusión

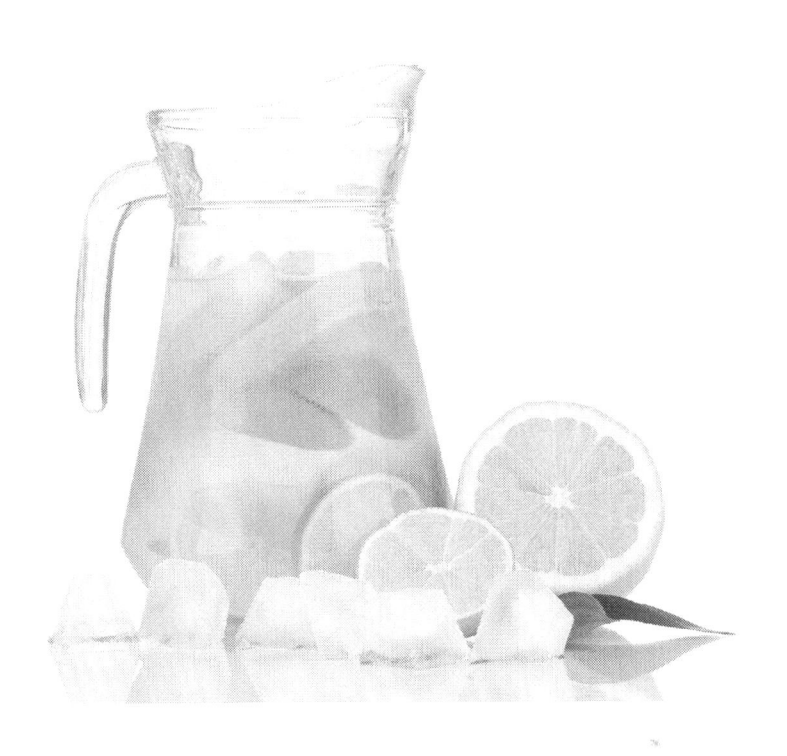

Descubra Por Qué Necesita Desintoxicar el Hígado y Cuales son Los Signos de un Hígado Intoxicado y Por Qué Necesita este Libro

¿Quién debe realizar una limpieza de hígado? El mejor momento para hacer una limpieza del hígado es antes de que se presenten síntomas de un hígado débil. Usted debe hacer una limpieza del hígado periódicamente para ayudar a restaurar su funcionalidad y prevenir las enfermedades hepáticas y diferentes trastornos que afectan su salud. Sin embargo hay algunas personas para quienes una limpieza de hígado no será una buena idea, por lo general debido a que puede complicar las condiciones de una dieta restrictiva a la cual no se adapten. Usted no debe hacer una limpieza de hígado si:

1. Usted tiene diabetes.

2. Usted tiene un trastorno de bajo nivel de azúcar en la sangre.

3. Usted tiene un trastorno alimenticio.

4. Usted tiene una enfermedad del corazón. Niños, adolescentes, mujeres embarazadas o en periodo de lactancia no deben hacer una limpieza del hígado. Antes de empezar, si usted tiene una enfermedad crónica o es mayores de 55 años, asegúrese de consultar con su médico si una limpieza del hígado es apropiada para usted.

¿Cómo saber si su hígado necesita una desintoxicación?
Si se presentan cualquiera de los siguientes signos de alerta entonces su hígado se encuentra en un estado de estrés y necesita desintoxicarse.

La siguiente es una lista de los signos de un hígado estresado que necesita ser desintoxicado:

- Dolores frecuentes de cabeza y migrañas

- Enfermedades autoinmunes (esta es un tipo de enfermedad causada cuando nuestro sistema es atacado por las células del propio organismo, cuando este tipo de enfermedad se presenta el sistema inmune se transforma en el agresor y ataca partes del cuerpo en vez de protegerlo)
- Fatiga crónica, cansancio permanente
- Niebla cerebral (dificultad para concentrase, falta de atención y pérdida de memoria)
- Desequilibrios hormonales como la fatiga o síntomas de menopausia prematura
- Acné e irritaciones de la piel
- Ansiedad y depresión
- Apatía
- Dolores en las coyunturas y artritis
- Dolores musculares
- Insomnio
- Vómito
- Alergias
- Problemas de digestión, diarrea, gases, acidez estomacal, dolor abdominal o también estreñimiento
- Inflamación
- Inapetencia
- Aumento de peso y obesidad
- Mal aliento crónico

El objetivo indiscutible de una limpieza interior de este órgano vital es recuperar la salud y la vitalidad de nuestro cuerpo, con esta guía será capaz de reconocer cuales son los signos de un hígado estresado. Debido a la mala alimentación y el exceso de comidas altamente procesadas **nuestro hígado se encuentra sobrecargado y con exceso de trabajo.** Incluso el ambiente que nos rodea hoy en día puede llegar a ser tóxico con el exceso de polución, la tierra con contaminantes, polvo, el agua pobremente purificada en algunos casos y una serie de alimentos que simplemente sobrecargan el trabajo de este crucial órgano del cuerpo.

Puede sorprenderlo este dato amigo lector pero por increíble que parezca nuestro sistema puede llegar a albergar hasta 700 sustancias toxicas según estudios realizados por el Environmental Working Group (EWG, organización americana sin ánimo de lucro dedicada al estudio de la toxicidad en los alimentos y la agricultura) Según datos y estudios de esta organización los recién nacidos presentan rastros de 287 peligrosas toxinas como el mercurio, rastros de teflón, formaldehído y pesticidas. Este es realmente un dato preocupante al que debemos prestar atención.

Estos estudios alarmantes también muestran que un 100% de las biopsias de células grasas humanas muestran niveles elevados de toxinas conocidas. Esto es realmente algo increíble! El efecto de la acumulación de toxinas en nuestro sistema es indudablemente un deterioro en nuestra salud y en nuestros niveles de energía. Cuando las toxinas se acumulan en nuestro cuerpo, nuestra salud se resiente creando las condiciones ideales para que se desarrollen enfermedades como el cáncer. **Es imprescindible entonces controlar los niveles de toxinas dentro de nuestro sistema para gozar de una buena salud y de vitalidad.**

Nuestro hígado tiene inmensa responsabilidad de **filtrar todas estas sustancias toxicas** y por ende **es el órgano que más trabaja y que más se exige en nuestro cuerpo**, de hecho este importantísimo e indispensable órgano para la vida filtra aproximadamente 1.5 litros de sangre por minuto! Algo que es crucial de entender es que todos los demás órganos de nuestro sistema dependen del buen funcionamiento del hígado para que puedan cumplir sus funciones. El hígado es el equivalente a un centro de distribución que tiene la responsabilidad de procesar, convertir, distribuir y mantener los requerimientos de combustible y orgánicos de todo nuestro sistema.

Este súper-filtro orgánico está conectado a todas las partes de nuestro sistema y le suministra alimento a trillones de células del cuerpo humano y **se encarga de la limpieza de todas las toxinas del cuerpo**. Sin embargo nuestro hígado no fue diseñado para manejar todas las toxinas y sustancias químicas que se encuentran en el mundo de hoy. Este exceso de toxinas sobrecarga el hígado con exceso de trabajo y cuando nuestro hígado no puede manejar la carga tóxica, las toxinas se acumulan en nuestro cuerpo generando múltiples problemas de salud como el cáncer.

La sobrecarga tóxica crea un ambiente interno ácido que se ha relacionado con varios padecimientos de salud como las enfermedades cardiovasculares, el cáncer, las alergias, la fatiga crónica, enfermedades de la piel, el acné, problemas digestivos, el asma, enfermedad mental, la hipertensión, la gastritis, la enfermedad renal y la obesidad. Nuevos estudios han empezado a revelar que la sobrecarga tóxica de este órgano esencial contribuye a condiciones más serias tales como enfermedades autoinmunes, artritis inflamatoria y reumatoide e incluso trastornos neurológicos como el Parkinson y la enfermedad de Alzheimer.

Estas son algunas de las razones más importantes por las cuales debe practicar una limpieza hepática natural:

- Para bajar de peso saludablemente **<u>liberando el cuerpo de toxinas</u>**, el hígado se encarga de procesar las grasas y si este órgano se encuentra contaminado y congestionado indudablemente la consecuencia será un sobrepeso tóxico. De hecho es posible perder hasta 10 libras de sobrepeso toxico en una semana con una desintoxicación natural del hígado.

- Reducir los riesgos de enfermedades como el cáncer

- Para lucir y sentirse mucho más joven, si su cuerpo se encuentra limpio internamente usted indudablemente lucirá más joven y se sentirá más joven. Su piel, sus ojos y todo su cuerpo recibirá una inyección de vitalidad con una limpieza natural del hígado.

- Para mejorar notablemente nuestra vitalidad. Después de cierta edad nuestro cuerpo empieza a sentir la sobrecarga de toxinas y nos sentimos cansados y con poca energía, especialmente si hemos tenido una tendencia a alimentarnos con comidas poco saludables o al consumo de alcohol. Un hígado sano y limpio hará maravillas para recuperar su energía y su vitalidad. En realidad la baja energía es producto de un cuerpo contaminado pero existe la tendencia a sobrecargar nuestro sistema con sustancias como la cafeína para incrementar nuestros niveles de atención cuando la razón de fondo de la falta de energía se encuentra en un alto nivel de toxicidad interna dentro del hígado.

- Para eliminar piedras en el hígado o cálculos hepáticos. Estas se forman por el exceso de colesterol presente en una dieta poco saludable y el residuo de grasa se cristaliza en el hígado en forma de pequeñas piedritas o una especie de arenilla.

- Para desintoxicar todo el cuerpo en general ya que el hígado es el principal filtro de purificación interno de nuestro sistema.

El secreto para una vida saludable está en nuestro interior y en mantener un sistema interno limpio y saludable. Muchas veces el común de la gente tiene la noción errónea de pensar que la belleza estética proviene de afuera cuando en realidad un cuerpo internamente sano y limpio refleja juventud e irradia vitalidad. Si su deseo es no solo lucir bien pero también sentirse realmente bien entonces usted debe considerar una limpieza hepática natural.

Comúnmente se cree que los problemas de hígado solo tienen que ver con personas que consumen alcohol indiscriminadamente pero la verdad es que el mantenimiento de una buena salud de este órgano es vital para todos y para una vida libre de enfermedades crónicas. Este órgano crucial para la vida tiene un cumulo de funciones como son:

- Procesamiento de los alimentos digeridos en el intestino
- Combatir infecciones en el cuerpo
- Limpiar la sangre de partículas infecciosas incluyendo bacterias

- Controlar los niveles de grasa, de glucosa y de amino-ácidos en la sangre
- Neutralizar y destruir las toxinas y las drogas que ingresan a su sistema
- Metabolizar los alimentos y convertirlos en energía para la vida
- La fabricación de la bilis (ayudar a la digestión de las grasas)
- La fabricación, la regulación y la descomposición de numerosas hormonas, incluyendo las hormonas sexuales
- El almacenamiento de hierro, de vitaminas y nutrientes y producir las proteínas del cuerpo
- Creación de enzimas y proteínas que son responsables de la mayoría de las reacciones químicas en el cuerpo, por ejemplo, las que participan en la coagulación de la sangre y la reparación de tejidos dañados.

La buena noticia es que **es posible reducir los niveles de toxinas del cuerpo** efectuando una desintoxicación natural adecuada del hígado como la que se describe en este libro y así eliminar todos estos síntomas desagradables. Estos síntomas lo que realmente le están advirtiendo a su cuerpo es que necesita con urgencia una limpieza interna que no debe posponer indefinidamente pues las señales del cuerpo son claras cuando se presentan estos. Con esta guía comprensiva descubrirá cuales son los alimentos que necesita consumir y cuales descontinuar de su dieta así como la mejor dieta y las mejores recetas para **limpiar y desintoxicar su hígado naturalmente en muy corto tiempo**. Con el conocimiento adquirido con este libro será capaz de recuperar su vitalidad, tendrá una mayor longevidad y se sentirá mejor con una mejor salud dándole apoyo y tratamiento natural a este importante órgano vital reduciendo su carga de toxinas de una forma efectiva y natural.

Es esencial desintoxicar el hígado ya que **existen por lo menos 10 enfermedades comunes asociadas con la insuficiencia hepática** o pérdida de las funciones de este órgano y una desintoxicación reduce el riesgo de contraer estos males.

La siguiente es una lista de algunas de las enfermedades asociadas con la insuficiencia hepática:

- Cáncer de hígado

- Cirrosis Hepática

- Quistes hepáticos

- Fibrosis Hepática (esta es una acumulación de cicatrices duras y fibrosas en el hígado, precede al desarrollo de la cirrosis)

- Hepatitis

- Hipertensión Portal: presión arterial muy alta o hipertensión de la vena porta que es la vena de gran tamaño que transporta sangre desde el intestino al hígado.

- Ictericia: esta es una pigmentación amarilla de la piel y del área blanca de los ojos que se produce al aumentar los pigmentos biliares (la bilirrubina en la sangre) por deficiencia hepática.

- Colestasis: esta es una disminución o interrupción del flujo de la bilis, algunos de los síntomas son las heces de color claro y la orina oscura y también pigmentación amarilla de la piel.

- Enfermedad de hígado graso: esta es una condición más común en personas que abusan del consumo de alcohol en donde el hígado se agranda por la acumulación de células de grasa. Los síntomas son dolores en la parte abdominal, esta condición puede ser reversada suspendiendo el consumo de alcohol y practicándose una desintoxicación de hígado.

¿Qué es Exactamente Una Desintoxicación de Hígado y Como Funciona este Órgano del Cuerpo – Cual es su Función en Nuestro Sistema?

El hígado es uno de los órganos más grandes del cuerpo, de hecho es el segundo órgano en tamaño después de la piel y **nuestro órgano interno de mayor tamaño**. Este crucial órgano interno tiene muchas funciones metabólicas importantes. Una de ellas es convertir los nutrientes en nuestra dieta en sustancias que el cuerpo pueda utilizar, almacena estas sustancias, y luego suministra las células con estos nutrientes cuando es necesario. Pero sin lugar a dudas una de las funciones más vitales del hígado es la de recoger las sustancias tóxicas que entran a nuestro cuerpo para luego convertirlas en sustancias inocuas o asegurarse de eliminarlas de nuestro sistema.

Se trata de un órgano de gran volumen que en el adulto pesa aproximadamente 1,5 kg (3,1 libras) y está localizado en la parte superior derecha, debajo del diafragma. El hígado ocupa la mayor parte del espacio debajo de la caja torácica y también un poco de espacio en el abdomen superior izquierdo. Visto desde el exterior, un lóbulo mayor derecho y el lóbulo izquierdo más pequeño se pueden distinguir. Los dos lóbulos están separados por una banda de tejido conectivo que ancla el hígado a la cavidad abdominal. La vesícula biliar, donde se almacena la bilis, se encuentra en un pequeño hueco en la parte inferior del hígado.

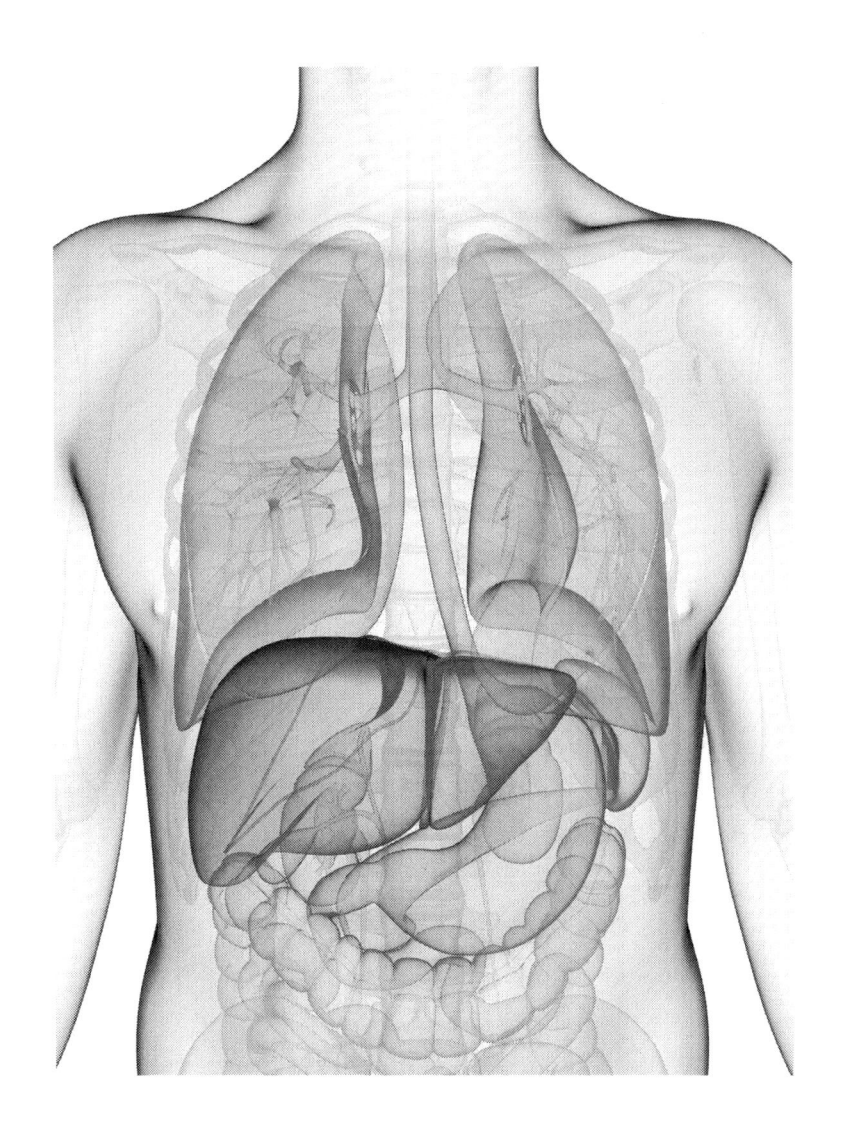

El tejido hepático se compone de un montón de unidades más pequeñas de las células hepáticas llamadas lobulillos.

Muchos canales que transportan la sangre y la bilis pasan entre las células del hígado. La sangre procedente de los órganos digestivos fluye a través de la llamada de la vena porta al hígado, llevando nutrientes, medicamentos y también sustancias tóxicas. Una vez que llegan al hígado, estas sustancias se procesan, se almacenan, **se metabolizan** y son modificadas y desprovistas de toxinas, y luego pasan de nuevo a la sangre o se liberan en el intestino para ser eliminadas. Es de esta forma que este **gran filtro de toxinas** es capaz de eliminar el alcohol que consume de su sangre y también deshacerse de los subproductos de la descomposición de los medicamentos.

El hígado también produce proteínas que son importantes en la coagulación de la sangre con la ayuda de la vitamina K. Este importante órgano también se encarga de la descomposición y reparación de los glóbulos rojos viejos o dañados.

El hígado juega un papel crucial en todos los procesos metabólicos de nuestro sistema, es un filtro vital para que nuestro cuerpo funcione apropiadamente. En el **metabolismo de las grasas, las células del hígado descomponen las grasas** y producen energía. Estas células del hígado también producen alrededor de 800 a 1000 ml de bilis cada día. La bilis es un líquido verdoso-amarillo o marrón color de oliva que es colectado en pequeños conductos y luego pasa al conducto biliar principal, que lleva la bilis a una parte del intestino delgado llamada duodeno. La bilis es importante para el proceso de descomposición y de absorción de las grasas.

El hígado también ayuda a asegurar que el nivel de azúcar en la sangre (glucemia) se mantenga constante en el metabolismo de los hidratos de carbono. Por ejemplo justo después de ingerir alimentos nuestros niveles de azúcar en la sangre aumentan, el hígado se encarga de eliminar el azúcar de la sangre suministrada por la vena porta y la almacena en forma de glucógeno. Si los niveles de azúcar en la sangre de alguien son demasiado bajos, el hígado descompone el glucógeno y libera el azúcar en la sangre. Así como el azúcar, el hígado también almacena las vitaminas y minerales (hierro y cobre), y los libera en la sangre cuando sea necesario.

El hígado también juega un papel importante en el metabolismo de las proteínas: las células del hígado transforman los aminoácidos en los alimentos de manera que puedan ser utilizados para producir energía, o producir carbohidratos o grasas. Un subproducto de este proceso es una sustancia tóxica llamada amoníaco. Las células del hígado convierten el amoníaco en una sustancia mucho menos tóxica llamada urea, que se libera en la sangre. Esta sustancia después es eliminada por nuestro sistema al ser transportada a los riñones pasa luego salir fuera del cuerpo en forma de orina.

El Dolor de Hígado – ¡Por qué se Produce y Como se Trata?

El hígado, como se ha descrito en este libro, juega un papel crucial dentro del cuerpo humano; de hecho, es uno de los órganos vitales más esencial. Este filtro orgánico realiza numerosas funciones y **desempeña un papel fundamental en el metabolismo de diferentes nutrientes**. Ayuda al cuerpo a deshacerse de toxinas, ya que filtra la sangre y también ayuda a la formación de elementos tan importantes como los factores de coagulación. El hígado sirve como órgano de almacenamiento de azúcar que es liberada cuando se necesita. Sin duda alguna el mal funcionamiento de este importantísimo órgano vital puede causar graves complicaciones de salud y es por esta razón que **es crucial desintoxicar el hígado** y mantener su buena salud con métodos naturales como los descritos en este libro.

El dolor de hígado básicamente se origina debido a diversas enfermedades hepáticas. Un dolor de hígado puede ser considerado grave cuando afecta las funciones de otros órganos dentro de nuestro sistema. El dolor debido a un problema de hígado se siente en el cuadrante superior derecho, y es algunas veces confundido con un dolor abdominal. Algunas veces, los problemas causados por un edema o retención de líquidos también pueden causar dolor en esta región del cuerpo.

Curiosamente, el dolor no se origina en el hígado propiamente, sino el dolor proviene de sus estructuras circundantes a este importante órgano interno. Esto se debe a que el hígado no tiene terminaciones nerviosas. Es posible que el dolor en el área del hígado se irradie hacia la espalda y es entonces cuando algunas personas se quejan de una sensación del dolor de espalda sin saber que el dolor proviene del hígado. El dolor de hígado puede también confundirse con otro tipo de dolores abdominales. Es muy importante someterse a un examen médico minucioso si el dolor persiste.

La mejor forma de tratar un dolor de hígado de forma natural es por medio de cambios en el estilo de vida y cambios en la alimentación:

Cambios en la dieta y estilo de vida

Lo primero que hay que hacer es que un cambio drástico en el estilo de vida y también un cambio en la dieta como pasos fundamentales para recuperar la salud hepática. Esto incluye renunciar a alcohol y otros alimentos que incluyen picante, grasa, azúcar y alimentos grasos, así como estimulantes como el café y la cafeína. El alcohol produce toxinas en el cuerpo y daña el hígado. Mientras que los alimentos muy picantes causan la quema del revestimiento del hígado y por lo tanto conducen al daño y al dolor. Darle al cuerpo el tiempo adecuado para descansar y dormir es darle tiempo a su sistema interno para que se recupere y ayuda mejorar la digestión. Del mismo modo, el ejercicio también ayudará en este proceso de recuperación y sanación natural. Pero definitivamente lo que más ayuda a recuperar el hígado y a evitar el dolor es una desintoxicación como la que se describe en esta guía.

Causas y Síntomas del Dolor de Hígado y de un Hígado Débil

Los síntomas más comunes de un hígado con problemas suelen ser nausea, fatiga, pérdida de peso inesperada e inflamación en el área abdominal. Puede haber también una tendencia a contraer enfermedades autoinmunes como la gripe, resfriados o alergias o lo que es más grave infecciones más serias como la hepatitis.

Las causas de dolor de hígado pueden ser reconocidas a través de síntomas como fatiga, dificultad para respirar, testículos inflamados, picazón, dolor en el hombro o incluso problemas en la alimentación. Existen de hecho muchas razones detrás de un dolor de hígado.

Los síntomas asociados con este dolor son: dolor de cabeza, depresión, confusión mental, irritabilidad, algunas reacciones alérgicas y también dolor muscular. Otros síntomas pueden ser dolor abdominal, especialmente en el área superior derecha del abdomen, agitación, pigmentación amarillenta de la piel y de los ojos, escalofríos, orina oscura, dificultad para concentrase, fiebre, malestar generalizado con dolor corporal, dolor de articulaciones, sed excesiva y boca muy seca, pérdida de apetito, cambios repentinos de estado de ánimo, diarrea y color oscuro de la orina entre otros como se ha descrito antes. El síndrome del intestino irritable, la ulcera y los cálculos biliares también causan dolor en la zona del hígado.

El alcoholismo es la principal causa de enfermedad hepática. Puede causar inflamación del hígado, infecciones, trauma, e incluso cáncer de hígado.

Las causas comunes de dolor de hígado se detallan a continuación:

El cáncer de hígado

Un tumor maligno del hígado es responsable de dolor en esta zona. Un tumor hepático puede ser detectado después de un examen médico minucioso y de diferentes pruebas médicas. La naturaleza del dolor puede ser constante y leve o aguda.

La Cirrosis

Por lo general esta enfermedad es provocada por el consumo indiscriminado de alcohol o el alcoholismo a pesar de que también puede ser debido a las infecciones virales u otras causas. La cirrosis es básicamente una condición en que las células del hígado y los tejidos de este crucial filtro orgánico se deterioran reduciendo así su eficiencia y su funcionalidad. Los efectos que se asocian con esta condición son la hepatitis B, C y D.

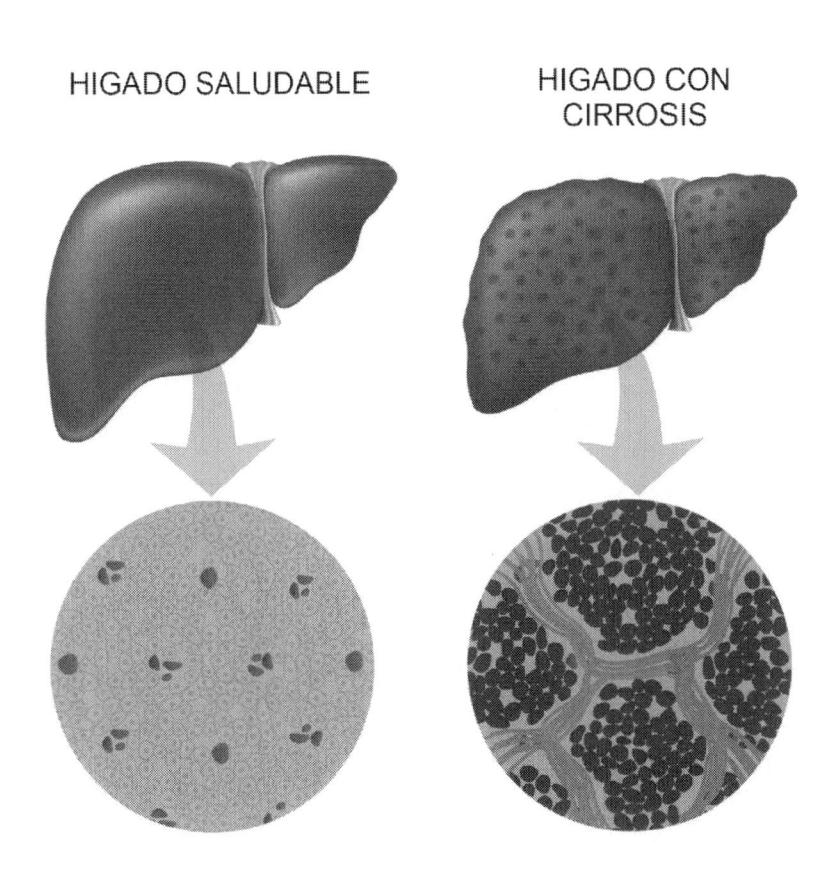

HIGADO SALUDABLE   HIGADO CON CIRROSIS

Bazo Agrandado

Las infecciones y la carga de trabajo excesiva en la capacidad de filtración del bazo (encargado de filtrar y destruir selectivamente glóbulos rojos viejos depurando la sangre y es pieza clave de nuestro sistema inmunológico ya que es un órgano de defensa frente a los microorganismos) pueden hacer que el bazo se agrande. Esto pone presión sobre su entorno y también puede infectar el hígado; el dolor se puede sentir en la zona abdominal debido a la infección.

Enfermedad del hígado graso

Esta enfermedad por lo general es causada por la acumulación de demasiada cantidad de grasas dentro de las células del hígado. **La mala alimentación es una de las causas de este problema**. El hígado se agranda y los tejidos de este ya no pueden funcionar adecuadamente. El abuso de alcohol también aumenta la síntesis de grasa dentro de las células del hígado, mientras que las infecciones, el exceso de toxinas, y la obesidad son causas comunes de enfermedades graso no relacionadas con el consumo de alcohol.

Otro tipo de dolor en el hígado también puede ser causado por quistes hepáticos que son una acumulación de líquido que se puede formar dentro de este órgano. En este caso el dolor puede presentarse en la parte superior de la zona abdominal del cuerpo o también en la punta del hombro derecho.

Hemocromatosis

Esta es causada por el exceso de depósitos de hierro en el hígado y puede dañarlo. Esta condición afecta su buen funcionamiento y puede conducir a la hepatitis y la cirrosis fatal.

Enfermedad de Wilson

Esta se produce cuando hay demasiado cobre acumulado en el hígado. El exceso de depósitos de cobre en el hígado puede también conducir a la hepatitis y a la cirrosis. Esta enfermedad suele ser incurable y puede crear complicaciones dentro de nuestro sistema interno.

Como se ha descrito, el dolor de hígado puede ser provocado por varias condiciones, desde hereditarias hasta a las enfermedades crónicas. Cualquiera sea la causa, es crucial un tratamiento temprano y adecuado con el fin de inhibir futuras complicaciones que pueden ser potencialmente mortales. Este libro no pretende ser un reemplazo a una opinión médica a cerca del hígado sino un soporte alternativo para **desintoxicar el hígado de forma natural**. El análisis de orina y análisis de sangre suelen ser las pruebas que dan los resultados del estado clínico del hígado. Otros exámenes pueden ser considerados si un paciente tiene múltiples síntomas. El ultrasonido, una tomografía computarizada y biopsias son algunas otras pruebas que pudieran determinar la causa exacta de una molestia recurrente de hígado.

Para diagnosticar la cirrosis y heridas dentro del hígado se utilizan una endoscopia y ultrasonido con escáneres. La biopsia hepática también se utiliza para diagnosticar cirrosis y otro tipo de hepatitis crónica. Estas pruebas son necesarias para determinar la gravedad del daño hepático ya que el daño crónico conduce al cáncer de hígado. Las pruebas iniciales, tales como los análisis de sangre son esenciales también.

La detección de abuso de sustancias tóxicas también es esencial para determinar si la causa de los problemas del hígado se debe a las toxinas o a la exposición continua a drogas y sustancias químicas.

En el caso de la hepatitis, el diagnostico que el medico hará tiene que ver con la indagación a cerca del consumo de drogas intravenosas, o el consumo de alimentos contaminados o de agua contaminada, o su reciente viaje a algún país o alguna historia de contacto físico. El diagnóstico del médico también tendrá que tomar en cuenta sus antecedentes de transfusión de sangre, y el uso de los medicamentos.

Una limpieza natural de hígado es un proceso en el que se modifican los hábitos alimenticios para estimular el proceso de **desintoxicación natural del cuerpo** y para ayudar a proporcionar los nutrientes necesarios para que su hígado se regenere reparando las células dañadas y creando nuevas células. Las células del hígado tienen la capacidad de regenerarse. El elemento clave para la limpieza del hígado es la reducción de los alimentos que son perjudiciales o difíciles de procesar para el cuerpo. Una dieta apropiada permite que el hígado funcione a pleno rendimiento enfocándose en la limpieza de toxinas del cuerpo sin perder energía ni eficiencia al tener que depurar el cuerpo de la mala alimentación.

Claramente pueden surgir algunas preocupaciones al querer desintoxicar el hígado, a continuación intentaré disipar las dudas que pueda tener en relación a esta desintoxicación natural amigo lector.

¿Es Segura una Desintoxicación de Hígado?

Una limpieza de hígado natural es un tratamiento seguro siempre y cuando su salud no esté en peligro por una condición crónica por la cual se encuentre recibiendo tratamiento médico especializado. Lo que realmente estará haciendo es adoptando un plan de limpieza a través de una dieta limpia para ayudarle a su cuerpo a que se regenere naturalmente. Nuestro cuerpo tiene capacidades auto curativas increíbles que se activan una vez ponemos los elementos correctos dentro de nuestro sistema, es como cambiar el tipo de gasolina o de aceite que utiliza para limpiarlo por dentro. Con un combustible defectuoso nuestro sistema simplemente se enferma y funciona mal, con el combustible correcto revitalizamos las funciones de nuestros órganos más vitales y recuperamos nuestra salud de forma natural.

Una de las razones por las que hacer una limpieza natural del hígado es tan seguro es que el proceso involucra la hidratación constante e elimina por completo los alimentos nocivos de su dieta. El verdadero peligro está en no cambiar los malos hábitos alimenticios y seguir contaminando nuestro sistema y acumulando toxinas de forma indiscriminada.

¿Cuánto tiempo se tarda una desintoxicación del hígado?

Para volver a establecer un proceso normal de funcionamiento saludable del hígado es aconsejable un tratamiento natural de limpieza de entre 5 días a una semana, preferiblemente 7 días para que su impacto sea mínimo y el cuerpo tenga tiempo para restaurarse. Este proceso de limpieza restaura todos los ciclos del sistema interno del cuerpo haciendo que recupere salud y vitalidad. Sin embargo puede haber limpiezas hepáticas más intensivas que pueden incluso durar hasta un mes. Sin embargo al tratarse de una dieta restrictiva de limpieza hepática no es recomendable extenderse por más de 30 días. Existe la posibilidad de practicar un tratamiento natural de limpieza de un día para otro o un tratamiento de 7 días. En realidad todo depende de la disponibilidad de tiempo y de la conveniencia para cada persona que decida hacer este tipo de desintoxicación.

Mi recomendación es practicar una limpieza hepática natural al menos 3 veces por año para mantener este importante filtro orgánico en óptimas condiciones. Cuando se hace por primera vez, 7 días es el tiempo máximo que debe dedicar a este tipo de tratamiento natural de limpieza del hígado. Cuando se ha ignorado por completo la salud del hígado por años es hacer una limpieza de 7 días y luego regresar a un tipo de alimentación normal (procurar siempre alimentación saludable) y 30 días más tarde practicar otra limpieza hepática de una semana.

¿Con que frecuencia se debe realizar una limpieza hepática?

La frecuencia depende de muchos factores como disponibilidad de tiempo y que estilo de vida lleva cada persona pero en términos generales es posible repetir el proceso de limpieza unas 3 veces al año para mantener un hígado saludable. La clave está en mantener siempre un estilo de vida sano después de una limpieza hepática para no retroceder y no llenar nuevamente de toxinas este filtro natural vital para nuestra existencia. Mantener un cuerpo activo y una dieta sana son aspectos esenciales para conservar un sistema interno saludable después del proceso de limpieza.

Sin embargo las toxinas siempre estarán presentes de un modo u otro ya sea en el ambiente o en residuos tóxicos que puedan tener ciertos alimentos así que es aconsejable mantener una cultura de limpieza del hígado periódica si queremos permanecer jóvenes por más tiempo y libres de enfermedades.

Recuerde que nuestro sistema está constantemente expuesto a contaminantes como endulzantes artificiales, comidas muy procesadas con aditivos y conservantes químicos, humo del tabaco, medicamentos, pesticidas, polución en el ambiente, comida chatarra y comidas rápidas, agentes cancerígenos, etc… Por ejemplo se ha demostrado según estudios científicos que existen residuos de sustancias cancerígenas en los envases enlatados que utilizan una sustancia química llamada BPA (Bisfenol A). El consumo repetido de este tipo de alimentos enlatados expone nuestro hígado a una sobrecarga de toxinas que puede generar enfermedades como el cáncer, trastornos de atención y problemas de fertilidad. Esta sustancia química es utilizada en la fabricación de algunos envases plásticos y de metal como los enlatados. Cuando visite el supermercado para comprar sus alimentos debe buscar productos que en su etiqueta digan libres de BPA o BPA-Free. Prefiera siempre los envases de vidrio para almacenar los alimentos en el refrigerador.

¿Cómo Prepararse Para una Dieta Optima de Limpieza Hepática Natural?

El hígado tiene dos fases para la desintoxicación y para cada fase se requieren diferentes nutrientes. En la primera fase se necesita darle un suministro adecuado de antioxidantes al cuerpo para proteger las células del hígado. Sin suficientes antioxidantes se pueden dañar las células del hígado. En la segunda fase, se añade una sustancia a estas sustancias químicas antioxidantes para que sean solubles en agua de tal manera que se puedan mover fuera del cuerpo a través del colon y a través de los riñones.

Como primer paso debe tener en cuenta su estado de salud actual para sacarle el mayor provecho a esta limpieza hepática natural que esta por llevar a cabo. Es importante reconocer como funciona su cuerpo antes y después de hacer este tratamiento natural. Para lograr esto empiece por anotar ahora los síntomas que su cuerpo está experimentando antes de comenzar con el proceso de depuración. Es una excelente idea empezar con un diario de síntomas ahora antes de empezar con la limpieza, esto quiere decir que debe esperar algunos días antes de iniciar con la desintoxicación para que sepa cuál es el cambio que experimenta su cuerpo después del tratamiento.

Estos son algunos consejos para preparar su sistema para una desintoxicación de hígado con el ánimo de que esta sea una experiencia saludable y poco traumática para su cuerpo. Esta preparación previa también ayuda a que la eliminación de toxinas sea más efectiva y más eficiente.

- **Empiece por comer alimentos orgánicos**: al cambiar su dieta actual por una dieta orgánica usted estará evitando que entren más pesticidas a su cuerpo. Asegúrese de lavar muy bien sus verduras y vegetales antes de que ingresen a su cuerpo, una buena idea es utilizar un desinfectante natural como el limón disuelto en agua para lavarlos o si es posible utilizar un producto como el veggie wash que remueve pesticidas y fertilizantes de forma efectiva y es completamente natural.

- **Incremente su consumo de agua pura** para rehidratar su organismo interiormente y para crear las condiciones óptimas para una eliminación de toxinas. Puede beber agua con infusiones de frutas cítricas como la naranja la lima o el limón para aumentar su poder desintoxicante y para empezar con una eliminación preliminar de parásitos. Beber un vaso de agua tibia con unas gotas de limón todas las mañanas y a antes de acostarse es una excelente forma de mantener su sistema interno más limpio y preparado para una desintoxicación. Para preparar

agua con infusión de frutas simplemente corte unas rebanadas de fruta y agréguelas al agua dejándolas un tiempo refrigeradas para que esta absorba su sabor.

También puede agregar algunas hierbas o beber tés de hierbas. El té verde orgánico es una excelente opción para lograr este objetivo de empezar a preparar su sistema para la limpieza hepática. Beber una taza de agua caliente con limón antes de las comidas también actúa como un digestivo estimulante natural que ayuda a estimular la salud del hígado. Las caminatas cortas bebiendo agua caliente con limón también estimulan su sistema digestivo y preparan su cuerpo para deshacerse de las toxinas.

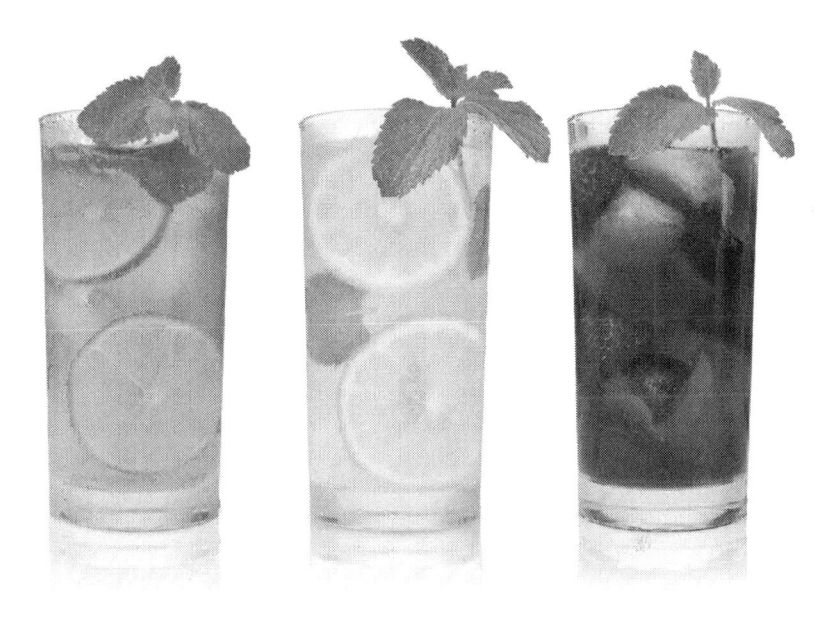

Las siguientes son recetas sencillas de agua con infusión de frutas y vegetales:

1. **Agua Desintoxicante con Infusión de Naranja, Pomelo, Naranja y Lima:**

Ingredientes:
- 1/2 toronja cortada en rodajas finas
- 1 naranja cortada en rodajas finas
- 1/2 limón orgánico cortado en rodajas finas
- Un par de ramitas de menta
- Agua pura y Hielo (1 cuarto de galón – litro aprox.)

Una vez preparada refrigere esta bebida desintoxicante y disfrútela como refresco para hidratar su cuerpo siempre que pueda.

2. Infusión de Agua Desintoxicante con Pepino

Ingredientes:

- 1 pepino orgánico cortado en rodajas
- Unas gotas de limón orgánico
- Agua pura y hielo

Cortar el pepino en pequeñas rodajas o trozos, añadirlo al agua taparlo en un recipiente de vidrio y dejar reposar en el refrigerador durante la noche. Antes de beber, cuele la mezcla.

3. Té Helado Desintoxicante con Infusión de Frutas

- <u>Te de hierbas</u> con infusión de frutas
- Rebanadas de mandarina orgánica con trozos de cascara bien lavada
- Trozos de piña

Refrigerar y beber durante el día.

4. Agua Desintoxicante con Infusión de Jengibre, Menta y Piña

Ingredientes:

- Unas 8 rodajas de piña orgánica
- Jengibre cortado en rodajas finas (5 porciones)
- Hojas de menta
- Agua pura y Hielo (1 cuarto de galón o 1 litro aprox.)

Enfriar y disfrutar como un buen refrigerio saludable durante cualquier momento del día.

- **Reduzca el consumo de alimentos ácidos** para alcalinizar su sistema. Dentro de las comidas acidas que debe empezar a eliminar están el azúcar, el café, el almidón de maíz, las pastas, los productos de origen animal como pescados, mariscos y aves, carnes rojas, almidón, comidas rápidas, el arroz blanco, bebidas como refrescos artificiales carbonatados, productos lácteos, chocolate y pasteles. Para alcalinizar su cuerpo incremente la ingesta de frutas frescas orgánicas y verduras como el apio, las cerezas, el aguacate, las peras, las uvas, la piña, la col, las manzanas, los plátanos, los arándanos, la lima, el brócoli, las cebollas, los berros y las fresas. Al aumentar el consumo de estos alimentos estará preparando su cuerpo a reestablecer un pH balanceado y un equilibrio acido básico y también facilita la absorción de micronutrientes en nuestro sistema.

- **Incremente el consumo de fibra**, esto favorece la secreción de bilis que es un componente importante en el proceso de desintoxicación que efectúa el hígado. Junto con una buena hidratación la ingesta de fibra mantendrá su sistema digestivo en movimiento y favorece la eliminación de las heces y previene el estreñimiento. Los alimentos altos en fibra incluyen los frijoles blancos, los frijoles negros, los frijoles rojos, los garbanzos, el aguacate y las lentejas. También reduzca el consumo de grasas animales al máximo antes de la desintoxicación.

- **Elimine por completo la cafeína**, el tabaco y el consumo de bebidas alcohólicas. Estos elementos son enemigos de la desintoxicación e interfieren con el proceso de limpieza hepática.

- **Adopte una dieta limpia** consumiendo <u>ensaladas saludables</u> en los días previos la desintoxicación.

- Incluya en su alimentación diaria frutas frescas de colores brillantes frutas y verduras como los pimientos, las zanahorias, los tomates, el berro, remolacha, patatas dulces, fresas, melón y papaya, todos estos llenos de antioxidantes beneficiosos, tales como la vitamina C, E, beta-caroteno y fitonutrientes. Los antioxidantes ayudan a eliminar toxinas en la primera fase de desintoxicación del hígado. Los fumadores necesitan un buen suministro de antioxidantes en su dieta para contrarrestar los efectos nocivos de la nicotina.

- Comer verduras es especialmente beneficioso para preparar el hígado para la desintoxicación. Son excelentes el brócoli, coliflor, repollo, coles de Bruselas y la col izada. Ajo, cebolla y los berros también ayudan a este proceso. Al aumentar el contenido de vegetales en su alimentación también aumenta naturalmente la alcalinidad de su dieta. El cuerpo funciona de manera más eficiente con una dieta alcalina, ya que es una dieta ideal para mantener un pH de 7,4 en la sangre. Caso contrario ocurre cuando se comen demasiadas carnes rojas, quesos duros, exceso de granos, azúcares refinados y el alcohol tornando el cuerpo en un ambiente acido poco saludable. El mantenimiento de unos niveles de ácido normales es muy importante para el buen funcionamiento del cuerpo humano. La sangre sólo puede transportar debidamente los nutrientes y el oxígeno que las células necesitan si el índice de ácido está dentro del ámbito considerado normal.

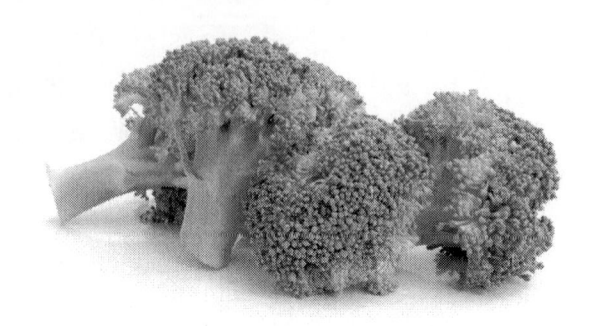

Descubra Cuales son los Beneficios de una Desintoxicación del Hígado

Los beneficios de una limpieza hepática son muchísimos para su salud y el mantenimiento de un peso saludable y la pérdida de peso tóxico no es el único de ellos. Un beneficio clave es la prevención de enfermedades hepáticas y el fortalecimiento de la salud del hígado que con una limpieza se hace menos propenso a apariciones de enfermedades como tumores cancerosos. ¿Por qué debo limpiar mi hígado? Una limpieza de hígado y una dieta amable continua y saludable pueden ser muy eficaces en el alivio de los problemas asociados con los síntomas mencionados anteriormente. ¿Por qué debo limpiar mi hígado? El hígado tratará de limpiarse por sí mismo de manera continua gracias a la tendencia natural de recuperación del cuerpo. Sin embargo, si se sobrecarga este filtro vital con toxinas constantemente introducidas en el cuerpo, no será capaz de eliminar todas las impurezas. La siguiente es una lista de los excelentes beneficios que obtendrá con de una limpieza hepática:

- Un hígado más sano, restaurado y rejuvenecido con optimas capacidades de filtración

- Una piel radiante y más saludable, libre de acné. La textura irregular de la piel puede ser un indicador de una acumulación de toxinas en el cuerpo, limpiar el hígado de forma natural hará que la piel luzca mejor. El exceso de toxinas y radicales libres en su sistema causa envejecimiento prematuro, reduce la elasticidad de la piel, la arruga y pierde colágeno.

- Acelera las funciones del hígado como la producción de proteína y también acelera la eliminación de los radicales libres del cuerpo

- Promueve la formación de colágeno para la tonicidad y elasticidad de la piel

- Una limpieza hepática mejora la digestión notablemente. Se estimula la producción de bilis del cuerpo haciendo el metabolismo de las grasas más eficaz. Uno de los beneficios en la digestión es que la desintoxicación del hígado mejora las funciones intestinales y ayuda a eliminar piedras de la vesícula biliar.

- Otro beneficio magnifico que se obtiene al limpiar este filtro vital es un sistema inmunológico mejorado y más fuerte. Nuestra primera línea de defensa contra agentes patógenos que alcanzan a ingresar a nuestro sistema por el tracto digestivo es el hígado, su limpieza mejora la eficiencia inmunológica de nuestro cuerpo.

- Controlar el nivel de azúcar en la sangre. El hígado ayuda a administrar los niveles de azúcar en la sangre. Además, el hígado es capaz de convertir los aminoácidos y otras formas de azúcar, tales como fructosa y la galactosa que es el azúcar presente en la leche, en glucosa según sea necesario. Los niveles de energía de una persona mejoran como consecuencia de un balance adecuado del azúcar en la sangre.

- Mejora la claridad mental. La falta de motivación, la fatiga constante son signos de un hígado débil como se describió antes, un hígado limpio recuperara no solo su energía sino su lucidez mental.

- La prevención de cáncer

- Mejora la longevidad

- Reduce el estrés

- Pérdida de peso saludable

¿Qué Esperar Después de una Limpieza Natural del hígado? y el Proceso de Desintoxicación

Cada persona es diferente y es por esta razón que los resultados después de una limpieza del hígado serán diferente para cada uno. Sin embargo, en términos generales puede experimentar lo siguiente:

Puede tener un número de evacuaciones acuosas. Inicialmente, éstas consistirán en pequeñas piedras mezcladas con residuos de comida. Posteriormente las piedras se mezclan con agua solamente. Una vez evacue estas pequeñas piedras observará que son de diferentes tonos. Estos cálculos y su tonalidad más clara o más oscura determinan cuanto tiempo han permanecido en su hígado. Las piedras de color verde claro son las más nuevas; las piedras de color verde oscuro son las más antiguas. La mayoría de los cálculos serán del tamaño aproximado de un guisante o más pequeños. Algunas pueden ser aún más grandes en algunos casos. Estos tonos verdes serán de color suave, debido al consumo de líquidos y a la ingesta del zumo natural de manzana. Las piedras que son liberadas de la vesícula biliar presentan un color blanco o marrón y pueden hundirse hasta el fondo de la taza del baño. También puede observar una capa de espuma blanca o marrón flotando en el inodoro. Esta está formada por un montón de cristales de colesterol muy pequeños que también necesitan ser eliminados para una limpieza efectiva.

Proceso de Desintoxicación:

El primero es un proceso de desintoxicación rápido de una noche de duración. Esta limpieza tarda un poco más de un día para terminar. La preparación comienza al principio del día y el proceso de desintoxicación y limpieza real que ocurre durante la noche. Esto es lo que usted necesitará para esta limpieza de hígado de una noche:

- Aceite de ricino (40 oz – 1 litro aproximadamente o 1182 ml). Este tipo de aceite lo puede encontrar en tiendas naturistas o en algunas farmacias o tiendas de alimentos.
- Aceite de oliva extra virgen
- Jugo de manzana orgánica (beberlo fresco y sin azúcar)
- Un pedazo de tela de franela
- Una almohadilla térmica caliente o compresa caliente
- Jugo de limón orgánico
- 2 dientes de ajo orgánico
- Envoltura plástica

Durante el día usted deberá evitar el consumo de azucares y de alimentos con conservantes y tendrá que beber 40 oz o 1 litro de jugo natural de manzana. Este jugo lo puede preparar utilizando agua pura con 5 manzanas verdes orgánicas en la licuadora tradicional. Puede agregar un par de dientes de ajo y unas gotas de limón a este zumo natural para aumentar su poder desintoxicante. Usted tendrá que beber 8 oz o un vaso de jugo cinco veces o 6 veces a lo largo del día cada 3 horas aproximadamente. Comience su día con un desayuno saludable de frutas frescas. No ingiera nada que contenga grasa. Beber un vaso de agua caliente con limón en ayunas ayudará a que el proceso de limpieza sea más efectivo. Para el almuerzo y aperitivos durante el día debe comer solo pequeñas cantidades de ensaladas, frutas frescas y verduras crudas. También puede consumir sopas livianas de verduras ya que estas son fáciles de digerir.

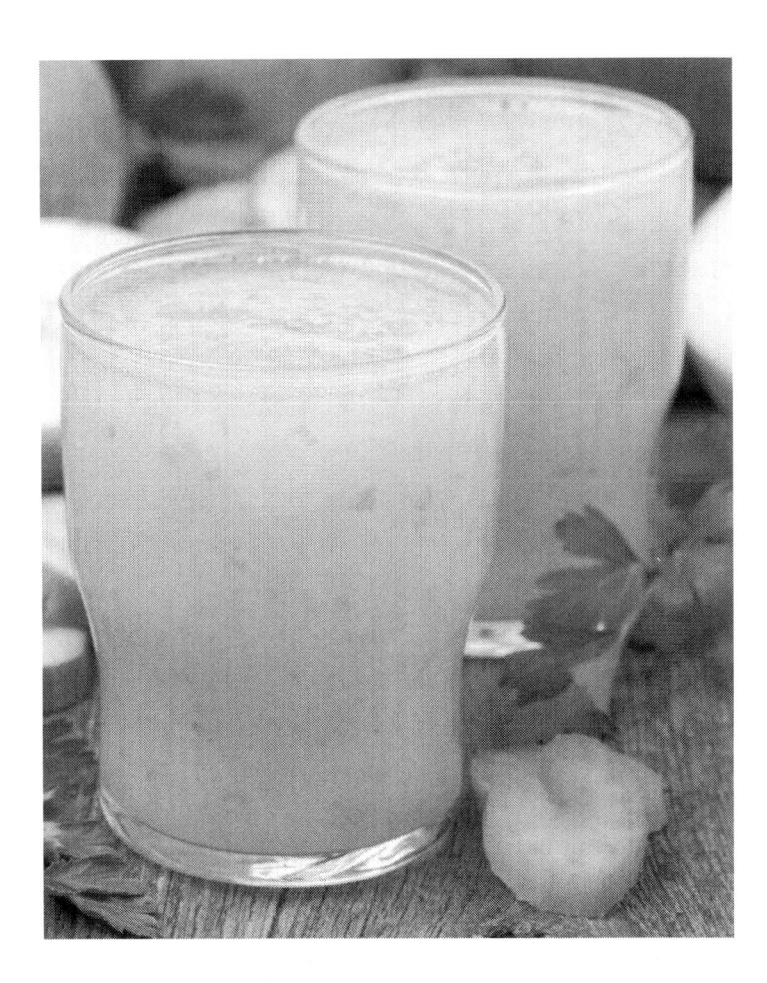

Después de las 2 de la tarde no ingiera ningún alimento sólido y continúe bebiendo el zumo de manzana orgánico. Una hora antes de ir a dormir beba una mezcla de 2 cucharadas de jugo de limón y 2 cucharadas de aceite de oliva extra virgen. Justo antes de irse a la cama, empape un pedazo de tela de franela con aceite de ricino. Luego coloque la tela en el lado derecho de su estómago, justo debajo de las costillas y directamente sobre su hígado.

Cubra la tela humedecida con el aceite de ricino con una envoltura plástica a manera de faja soportando esta firmemente contra la región del hígado y envolviendo su cuerpo en la parte superior de las costillas. La idea es que esta tela con el acetite de ricino se mantenga en su lugar toda la noche y el la envoltura plástica previene que se caiga y que se ensucien sus sabanas al dormir. Dormir con una almohadilla eléctrica térmica puesta sobre la tela que está cubierta por la envoltura plástica. Ajuste la almohadilla térmica a una temperatura caliente.

Por la mañana, retire el plástico, la tela y la almohadilla. Lave el área de la piel para eliminar el residuo aceitoso. Puede utilizar bicarbonato de sodio para limpiar el residuo de aceite de ricino de su piel. Por ultimo una vez estén retirados estos elementos de su piel debe realizar algún tipo de actividad física que le haga sudar, puede ser trotar, correr o algún tipo de ejercicio vigoroso. Puede también tomar una sesión de sauna por unos 20 minutos aproximadamente para que su cuerpo sude y elimine todas las toxinas. El último paso es participar en algún tipo de actividad física que hará que su cuerpo sude y elimine toxinas.

Otra alternativa que existe es: **La Desintoxicación del Hígado de Una Semana**

Esta alternativa es para aquellos que disponen de más tiempo y también proporciona resultados de limpieza hepática natural excelentes. A continuación se describen los pasos a seguir para llevar a cabo esta limpieza:

1. En la licuadora, combine y mezcle los siguientes ingredientes:

   - 1 limón orgánico, (pulpa, cáscara, semillas y todo)
   - 1 cucharada de aceite de oliva extra-virgen
   - 1 1/2 tazas de agua filtrada pura
   - 1 apio orgánico

   Una vez mezclado, colar la mezcla por un colador para retirar y desechar la pulpa. A continuación, dividir el líquido restante en cuatro porciones iguales de aproximadamente 1/4 de taza cada uno. Consumir una porción liviana de cada una de las tres comidas del día y antes de acostarse, mantenga una dieta liviana durante la semana de la desintoxicación con base en ensaladas y frutas frescas orgánicas. Mientras está haciendo la limpieza del hígado, asegúrese de evitar los alimentos grasos, el azúcar, los alimentos que contienen harina blanca y otras sustancias nocivas para su salud como el alcohol, el tabaco o cualquier cosa similar. Las sopas y los jugos naturales también son una excelente alternativa de alimentación saludable durante esta semana de desintoxicación hepática ya que se digieren con facilidad y ayudan a limpiar su sistema digestivo

Esta es la guía paso a paso de cada día del plan de desintoxicación hepático de 7 días:

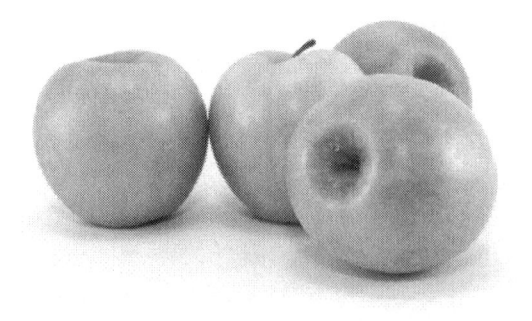

- **Día #1:** Debe comer unas 5 o 6 manzanas orgánicas durante este día y adicionalmente beber unos 5 a 6 vasos de jugo natural de manzanas verdes orgánicas cada 3 horas. Coma normalmente durante el día haciendo pequeñas comidas con ensaladas o sopas naturales sin olvidar comer las manzanas ni olvidar beber el zumo de manzana natural. No se trata de un ayuno estricto propiamente sino de **adoptar una**

dieta limpia en donde se suprimen las comidas altamente procesadas, los azucares refinados, las carnes rojas el alcohol, el tabaco y la cafeína.

Una hora antes de ir a dormir debe beber lo siguiente:

- 2 cucharadas de zumo de limón orgánico
- 8 onzas de agua destilada o su equivalente que es un vaso de agua destilada
- 2 cucharadas de aceite de oliva extra virgen

Es posible también combinar algún tipo de té desintoxicante como bebida durante el día si decide hacerlo aunque es completamente opcional.

- **Día# 2:** Continúe bebiendo de 5 a 6 vasos de zumo natural de manzana verde y comiendo de 5 a 6 manzanas verdes orgánicas durante el día. Una forma de asegurarse que va a cumplir con estas indicaciones es siempre después de comer una manzana inmediatamente beber un vaso de zumo natural de manzana cada 3 horas aproximadamente. Recuerde comer solo ensaladas y sopas naturales durante el día para reforzar su dieta liviana y limpia de digestión fácil.

Una hora antes de ir a dormir debe beber lo siguiente:

- 2 cucharadas de zumo de limón orgánico
- 8 onzas de agua destilada o su equivalente que es un vaso de agua destilada
- 2 cucharadas de aceite de oliva extra virgen

- **Días 3, 4 5 y 6 repita el mismo proceso.**

- **El Día #7:** utilice un enema de café por la mañana* para terminar de limpiar las toxinas que quedan en el colon antes de tomar alimentos nuevamente. Luego:
- comer unas 5 o 6 manzanas orgánicas durante este día y adicionalmente beber unos 5 a 6 vasos de jugo natural de manzanas verdes orgánicas cada 3 horas. Coma normalmente durante el día haciendo pequeñas comidas con ensaladas o sopas naturales sin olvidar comer las manzanas ni olvidar beber el zumo de manzana natural. No se trata de un ayuno estricto propiamente sino de **adoptar una dieta limpia** en donde se suprimen las comidas altamente procesadas, los azucares refinados, las carnes rojas el alcohol, el tabaco y la cafeína.

Una hora antes de ir a dormir debe beber lo siguiente:

- 2 cucharadas de zumo de limón orgánico
- 8 onzas de agua destilada o su equivalente que es un vaso de agua destilada

- 2 cucharadas de aceite de oliva extra virgen

Es posible también combinar algún tipo de té desintoxicante como bebida durante el día si decide hacerlo aunque es completamente opcional. (Seguir las instrucciones del empaque).

***Nota**: Los enemas para limpieza intestinal son una forma muy popular para la desintoxicación del cuerpo que pueden practicarse ya sea con un especialista o en casa utilizando algún tipo de solución salina como laxante. Este es un método natural que le ayuda en la limpieza de su colon. Con este método orgánico también se puede utilizar una mezcla a base de café que actúa como laxante natural. La desintoxicación se puede hacer en la comodidad de su hogar.

Cuando se utiliza el sistema de enema de café, la cafeína del café es absorbida por el sistema y va directamente al hígado donde se convierte en un desintoxicante muy fuerte. Hace que el hígado produzca más bilis (deshaciéndose de las toxinas) y lleva la bilis hacia el intestino delgado para su eliminación. Esto ayuda a liberar al hígado de materiales tóxicos que se han acumulado en los órganos, en los tejidos y en el torrente sanguíneo. El café no entra en la circulación del cuerpo, a menos que el procedimiento de enema se realice de manera incorrecta.

El café contiene algunos alcaloides que también estimulan la producción de una enzima que el hígado utiliza para desintoxicarse. Esto permite que las toxinas se eliminen por medio de la bilis en el intestino delgado. En otras palabras, un enema de café acelera el proceso de desintoxicación y minimiza la acumulación de sustancias toxicas dentro del colon. Para realizar este tipo de enema usted necesitará los siguientes materiales:

- Una <u>bolsa de enema</u>
- Una olla grande de acero inoxidable
- café orgánico molido
- Agua pura sin cloro, hervirla por 10 minutos aprox.

Procedimiento:

- Hervir aproximadamente un cuarto de galón de agua limpia en una olla. Añadir 2 cucharadas de café molido orgánico. Dejar hirviendo durante cinco minutos más, luego apague la estufa, dejando la olla en la hornilla caliente.

- Deje reposar y enfriar esta mezcla hasta alcanzar una temperatura tibia. La temperatura debe ser entre media o fría nunca muy caliente.

- Vierta el agua con café en la bolsa de enema. Utilice una percha para colgar la bolsa de enema por lo menos dos metros por encima del suelo. Puede hacer este procedimiento en la ducha del baño utilizando algún tipo de gancho para colgar la bolsa de enema a una altura suficientemente alta por encima de su cabeza pero que no exceda el alcance de la manguera de esta. El agua con el café debe fluir suavemente en el recto y el colon. El café debe fluir dentro del intestino como si lo hubiese tomado por vía oral.

- Acuéstese en el piso boca arriba o de lado e inserte suavemente el catéter por vía rectal. Puede utilizar algún tipo de lubricación natural que no contenga químicos como aceite vegetal como el aceite de oliva o una cápsula de vitamina E.

- Introduzca suavemente el tubo en el recto unos centímetros y luego suelte la pinza y deje que la primera mitad del cuarto de galón de agua con café fluya hasta que sienta alguna molestia.

- Trate de retener el enema durante un mínimo de 12 minutos o más. A veces sentirá una urgencia inmediata para deshacerse de él pero esto es normal. Este procedimiento casero ayuda a limpiar las heces del colon. No obligue a su cuerpo a retener el enema si siente que no puede, retírelo cuando sienta molestias. Lo ideal es mantenerlo durante al menos

12 minutos cada vez. Después de haber vaciado el intestino, continúe con el cuarto restante de agua con café y trate de sostenerlo por lo menos durante otros 12 minutos o hasta que sienta molestias.

Asegurase de usar café orgánico y en bajas cantidades para no causar efectos secundarios no deseados como palpitaciones cardiacas y también asegurarse de utilizar agua pura. Se debe reducir la cantidad de café en caso de palpitaciones. Es aconsejable no practicare este tipo de método muy frecuentemente solamente para una limpieza del colon inicial y luego hacer un mantenimiento con una alimentación saludable basada en frutas frescas, verduras, jugos naturales, cereales y aceites vegetales. Siempre que tenga una reacción adversa cancele los enemas.

El objetivo es practicarse dos enemas, no superior a 1/2 un cuarto (2 tazas de agua) cada uno, y mantenerlos durante 12 a 15 minutos cada uno aproximadamente. Enjuague la bolsa de enema una vez terminado el procedimiento y déjela colgada secándose. Limpiarla con algún tipo de jabón antibacteriano con agua hirviendo para su uso en el futuro y mantenerla en un lugar seco.

¿Qué Hacer Cuando Termina la Desintoxicación Natural de Hígado?

Después de terminar con el proceso de la limpieza hepática natural es el momento de empezar a hacer cambios en su estilo de vida para sostener y mantener los beneficios que recibió al hacer esta depuración. Aunque una limpieza de 7 días puede ayudar a restablecer la salud del hígado, esto no quiere que de ahora en adelante deba abusar de este y vuelva a maltratar este importante y vital órgano de su cuerpo. Haciendo algunos cambios simples en su estilo de alimentación y de vida y usted será capaz de mantener la salud y la energía que haya recuperado.

Recuerde que usted ha dedicado tiempo y esfuerzo para recuperar la salud de su hígado, sería una tontería volver a las costumbres poco saludables del pasado. Los siguientes consejos le ayudarán a mantener una salud hepática en óptimas condiciones a partir de ahora:

- Debe deshacerse por completo del consumo del azúcar blanco refinado y evitar también la ingesta de endulzantes perjudiciales para su salud como los endulzantes artificiales. A veces no leemos bien las etiquetas de todo lo que estamos ingiriendo y poniendo dentro de nuestro cuerpo pero es importante saber que muchas de estas bebidas que se publicitan con cero calorías reemplazan el azúcar por endulzantes como el aspartame que son pésimos para su salud. Alternativas naturales para endulzar sus bebidas naturales como los jugos pueden ser la stevia que es completamente natural hecha a partir de la hoja de la Stevia rebaudiana. Este endulzante natural tiene un índice glicémico de cero y cero calorías y es unas 25 a 30 veces más dulce que el azúcar y saludable así que solo necesitara apenas una gota de stevia liquida para endulzar cualquier bebida o receta de alimento.

- En cuanto pueda reemplace su necesidad de consumo de proteína por semillas, lentejas, tofu, legumbres, nueces y frijoles negros o frijoles rojos. Existen excelentes alternativas para reemplazar la carne roja como como la soja e incluso es posible conseguir hoy en varios supermercados compuestos sustitutos de la carne roja hechos a base de soja, gluten y flavonoides con un sabor muy similar al de esta. Las hamburguesas vegetarianas saben muy bien y son una excelente alternativa para sus menús saludables. Limite en lo posible el consumo de las carnes rojas, los huevos y la leche y sus derivados en sus menús.

- Controle sus ataques e impulsos de ansiedad por comer en cuanto pueda consumiendo una alternativa natural siempre que pueda como un zumo natural de frutas frescas o con vegetales o con una ensalada saludable.

- Procure solo comprar alimentos orgánicos libres de pesticidas y acostúmbrese a leer las etiquetas de los productos que compra en el súper mercado para saber que contienen.

- Mantenga a raya los productos pre-empacados que contengan jarabe de maíz de alto contenido de fructosa, colorantes artificiales, saborizantes artificiales o preservativos tóxicos. Si encuentra estos ingredientes o compuestos en la etiqueta de los alimentos entonces evítelos: amonium sulfate o sulfato de amonio (preservativo usualmente usado en los panes), L-cysteine, Titanium dioxide (se puede encontrar en la leche, la crema en polvo para el café), Sodium benzoate (este preservativo se encuentra en algunas bebidas artificiales y jugos envasados), Potassium bromate (utilizado en algunos panes para aumentar el volumen, está prohibido en Canadá y Europa pero no en USA, aparece en la etiqueta algunas veces como "enriched flour"),

Sodium nitrite (se utiliza como preservativo en las carnes para prevenir el crecimiento de bacteria y ayuda a mantener el color rojo, el problema es que este químico es el mismo utilizado como agente reactivo en fotografía y en recubrimientos metálicos), castoreum (este es un aditivo artificial que se usa con frecuencia para aumentar el sabor de productos con sabores a fruta y se trata de una excreción de sus glándulas perineales del castor con una textura espesa muy utilizado para preparar malteadas de helado) y los endulzantes artificiales como el aspartame que afectan su salud y las funciones metabólicas normales del cuerpo haciendo más difícil mantener un peso adecuado y saludable. Incluso algunos estudios relacionan el consumo de estos endulzantes con el cáncer. En resumen manténgase alejado de todo lo artificial y prefiera siempre lo natural, la naturaleza nos ha dado todo en su forma más natural para que lo aprovechemos y lo consumamos.

La conveniencia del súper mercado suele ser engañosa a veces y es por esto que debemos en lo posible preferir las opciones orgánicas, afortunadamente existen ya muchos mercados con alimentos orgánicos que aunque tengan un costo un poco mayor son una mejor alternativa para nuestra salud. Si lo analizamos bien el dinero que supuestamente estamos ahorrando al comprar productos de manufactura industrial y que son muy procesados lo vamos a estar gastando luego en tratar de recuperar la salud deteriorada por una mala alimentación, es mejor adoptar un actitud consciente con nuestra salud e invertir en lo que le suministramos a nuestro cuerpo. Solo tenemos un cuerpo para cuidar y respetar y aunque en el pasado hayamos abusado de nuestra salud aún es tiempo de recuperarla manteniendo un hígado saludable y una alimentación saludable.

El cuerpo humano tiene una capacidad increíble de recuperación pero debemos suminístrale la ayuda y los ingredientes necesarios para que este proceso se dé desde el interior y se refleje en el exterior, seguir envenenando nuestro sistema interno no es una opción si queremos tener una vida lejos de las clínicas y los hospitales. Desafortunadamente no existe tal cosa como ir al taller de reparación para que nos cambien ese filtro vital que es el hígado pues un trasplante de hígado es una operación delicada y existe una gran lista de espera de personas que necesitan remplazar este órgano.

Descubra lo que Debe Comer Después de una Limpieza Hepática Natural

Puede parecer un poco radical y estricto el cambio de alimentación después de una limpieza hepática natural pero la verdad es que todo se trata de costumbres y hábitos. Si por años ha estado acostumbrado a sobrecargar su cuerpo con un sinnúmero de sustancias y comidas poco saludables tal vez esta sea la mejor oportunidad para cambiar de estilo de vida para mejorar la salud. Yo también he sufrido de problemas de sobrepeso y de intoxicación crónica por no haber tenido en cuenta la importancia de una dieta sana en el pasado pero descubrí que rectificando el camino es posible recuperar toda la salud y la vitalidad. Mi mayor deseo es poder transmitirle un estilo de vida más saludable para que pueda disfrutar sus años de vida con vigor y con salud.

Acostúmbrese a beber mucha agua a partir de ahora, no solo esto adopte la buena costumbre de reemplazar los refrescos artificiales por té verde helado sin azúcar, por aguas con infusiones de frutas naturales frescas orgánicas como el limón y la naranja y prefiera también los zumos naturales hechos en casa. Si usted no tiene tiempo para preparar estas bebidas dedique uno o dos días de la semana a prepararlos y enváselos refrigerándolos y luego llévelos a su lugar de trabajo en un recipiente libre de BPA (material toxico de los envases plásticos). Existen hoy en día en el mercado excelentes recipientes para preparar agua con infusiones de frutas como este:

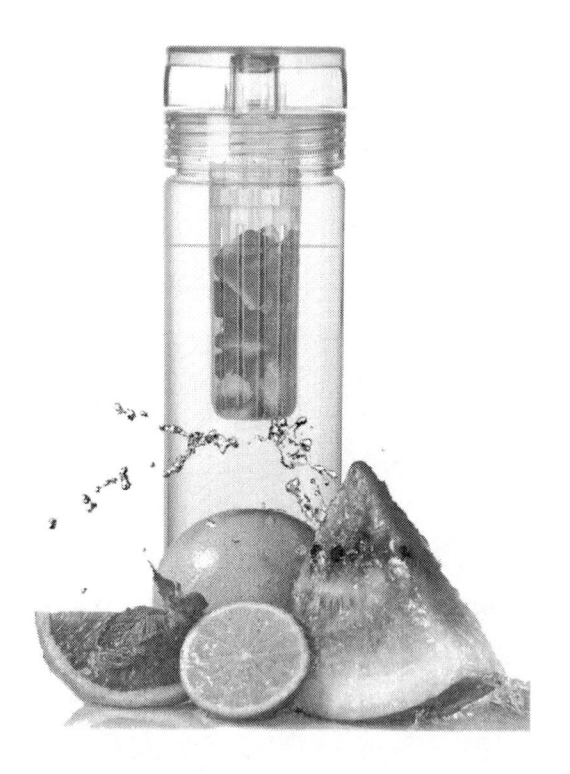

Beber jugos de frutas naturales orgánicas frescas y jugos de vegetales naturales para cargar de nutrientes su sistema y para mantener su cuerpo desintoxicado.

Consumir especias no sólo le agregará variedad y sabor a sus comidas, algunas son particularmente importantes en el mantenimiento de la salud del hígado. La siguiente lista de especias le ayudara a mantener la salud de su hígado de una forma natural:

- Semillas de alcaravea
- Eneldo
- Té verde
- Semillas de sésamo
- Cilantro
- Menta
- Comino
- Albahaca
- Cardamomo
- Los berros
- Wasabi
- Rábano picante
- El hinojo
- La raíz de jengibre
- La semilla de anís
- Cilantro
- Perejil
- Todos los vegetales crucíferos como las coles de Bruselas el coliflor, el repollo y el brócoli.

Otra Receta y Otro Método Alternativo de Desintoxicación Rápida del Hígado:

Ingredientes:

- Sales de Epsom
- aceite de oliva extra-virgen
- un pomelo fresco, de preferencia de color rosa o un limón orgánico

Los elementos que necesita:

- Sal de Epsom
- Aceite de Oliva Extra Virgen
- Una toronja o pomelo rosado grande orgánico (o un limón orgánico grande)
- Ornithina
- Una Jarra con Tapa

Paso 1

Coma un desayuno sin grasa y un almuerzo sin grasa en el día de su desintoxicación. Puede comer verduras, cereales cocidos, tostadas y miel, por ejemplo. Luego deje de comer o beber a las 2 p.m.

Paso 2

Mezcle 4 cucharadas de sal de Epsom en 3 tazas de agua. Ponga esto en un recipiente en el refrigerador. Agregue 1 taza de aceite de oliva extra virgen y un pomelo orgánico rosado exprimido o un limón orgánico exprimido.

Paso 3

Beba aproximadamente 3/4 de taza de la mezcla de sal de Epsom por la tarde a eso de las 5:30 P.M. Añadir vitamina C en polvo para que tenga mejor sabor (opcional) Beba una segunda porción de la mezcla aproximadamente a las 8 p.m.

Paso 4

Vierta 1/2 taza de aceite de oliva y 1/2 taza de jugo de pomelo exprimido (o de zumo de limón exprimido) en una jarra. Agite bien la mezcla. Intente realizar una evacuación intestinal antes de beber la mezcla. Tome esta bebida a las 10 pm y manténgase de pie y caminando mientras la bebe para mejorar la digestión. También tomar cuatro cápsulas de ornitina para estimular la habilidad de su hígado de regenerarse, lo puede encontrar como [L-Ornithine suplemento amino-acido](), junto con su 22:00 bebida. Acuéstese con la cabeza elevada sobre almohadas justo después de que termine su bebida. Dormir durante la noche.

Nota: sobre el **L-Ornithine**: L-ornitina es el aminoácido más potente jamás estudiado para estimular la producción y liberación de la hormona de crecimiento humano a partir de la glándula pituitaria. HGH (la hormona de crecimiento) es un potente rejuvenecedor - su uso tiene el potencial de revertir el envejecimiento hasta en 10 a 20 años. Estudios de L-ornitina han demostrado la capacidad de regenerar la glándula del timo, el hígado y el tejido del corazón, mejorar el crecimiento muscular, y aumentar la función del sistema inmunológico.

Paso 5:

Beba otro 3/4 taza de la mezcla de sal de Epsom en la mañana al despertar. Regrese a la cama. Tome una taza final de 3/4 de la mezcla de sal de Epsom unas 2 horas después. Espere dos horas para comer. Comience con sólo jugo natural de frutas sin azúcar. Puede alimentarse con frutas frescas orgánicas después de una media hora. Coma alimentos ligeros una hora más tarde. Más tarde durante el día tomar suero oral casero para reponer nutrientes y las sales biliares. Coma una cena regular saludable que puede ser una ensalada ligera de vegetales y una proteína.

Para preparara el suero casero:

Lo que necesita para prepararlo:

- 1 litro de agua
- 1/2 cucharada de sal marina
- 1/2 cucharada de bicarbonato
- 2 cucharadas grandes de miel o 2 gotas de estevia liquida
- 1 taza de zumo de limón orgánico

Paso a seguir:

- Utilice un litro de agua pura o agua hervida
- Agregue zumo de limón orgánico al agua pura
- Agregue media cucharadita de sal marina y de bicarbonato y dos cucharadas de miel de abejas o unas gotas de estevia liquida.
- Mezcle los ingredientes agitando la botella

Al hacer este proceso usted experimentará diarrea pero es algo normal de este método de desintoxicación. Es por esta razón que es importante beber el suero casero para reponer electrolitos y nutrientes. Las sales de Epsom (Magnesium sulphate) actúan como laxativos y desintoxican el hígado mejorando y recuperando sus funciones. El magnesio es esencial para el hígado. El magnesio se encuentra en los alimentos enteros a partir de semillas y frutos secos y en vegetales verdes y los granos.

Nota: es importante recordar que usted necesitará dos días para esta desintoxicación con sales de Epsom. Un día se utiliza para el proceso de desintoxicación y limpieza del hígado y el otro es necesario para el descanso y recuperación. También debe dejar de tomar cualquier suplemento o medicamento que esté ingiriendo 2 días antes de hacer su desintoxicación. Finalmente consulte con su médico antes de realizar esta desintoxicación.

- Otro Método Alternativo Para Desintoxicar el Hígado sin Tener que Utilizar Sales de Epsom es este: **Limpieza Hepática Con Zumo de Manzana y Agua-Sal**

Si prefiere la limpieza del hígado sin sal de Epsom y no le importa practicar un ayuno corto a base de jugo natural entonces este método es una buena opción. El jugo de manzana ayuda a suavizar las piedras o cálculos del hígado antes de que los expulse de su hígado y de la vesícula biliar junto con el jugo cítrico y el aceite. Luego viene la adición única de un lavado con agua salada para estimular el movimiento a través de su tracto digestivo y **expulsar las toxinas** y arenilla de su cuerpo. Para este método asegúrese de disponer de tres días que incluye un día para relajar su cuerpo y para descansar.

Ingredientes:

- 1.75 galones (28 tazas) de jugo de manzana orgánica o sidra
- 1/2 taza de aceite de oliva
- 2 cucharaditas de sal de mar
- ½ taza de fruta cítrica (puede ser lima, limón, pomelo, naranja)
- 4 tazas de agua tibia

Método:

- **Dia#1:** Beba 2 tasas de zumo de manzana orgánico o de cidra cada 2 horas a partir de que se levanta temprano en la mañana. No consuma ningún tipo de alimento sólido y solo beba agua pura junto con el zumo. Durante esta limpieza evite los medicamentos y no tome suplementos alimenticios. Se utiliza el jugo de manzana verde por sus propiedades y contenido ácido que suaviza y ayuda a disolver los cálculos biliares. La sal de mar ayuda a expulsarlos de su sistema. Este proceso se hace por medio de un ayuno con base en jugo natural de manzana en donde no se consumen sólidos, tan solo el zumo de manzana (o cidra) y el jugo cítrico con la sal de mar y el aceite de oliva extra-virgen.

- **Día #2:** Repita el proceso del primer día. Luego en la noche antes de ir a dormir mezcle bien media taza del aceite de oliva extra-virgen con ½ taza de jugo cítrico dentro de la jarra con tapa. Agite bien para mezclar completamente y luego beba el contenido. Trate de dormir inmediatamente después de haber bebido esta mezcla. Debe beber esta mezcla justo después de terminar de beber el zumo de manzana.

- **Día #3**: Luego de unas ocho horas de dormir y al despertar realice una limpieza y un lavado intestinal bebiendo esta mezcla: Mezcle 2 cucharadas de sal de mar con cuatro tazas de agua pura tibia.

Espere al menos media hora antes de ingerir alimentos. Beber el agua de sal marina con el agua tibia le ayuda a limpiar su tracto digestivo y ayuda a expulsar las toxinas y piedrillas más rápidamente. Puede observar algunas pequeñas piedras cuando valla al baño en el segundo día de este proceso, esto significa que está expulsándolas de su sistema y que el tratamiento está teniendo efecto.

Descubra los Mejores Alimentos y Hierbas Para Mantener la Buena Salud del Hígado y Para Estimular su Recuperación Natural

No existe en realidad una fórmula mágica para proteger al hígado lo que si podemos hacer es mejorar nuestra alimentación y lo que ingerimos para asegurarnos de su buen funcionamiento. Los siguientes alimentos le ayudarán a mantener un peso saludable, le ayudarán a tener una digestión adecuada y también le ayudarán a reducir el colesterol. Como ya sabemos de la salud del hígado depende nuestra salud en general, un hígado débil es sinónimo de una salud débil. Afortunadamente, en las condiciones adecuadas, el hígado puede seguir siendo muy saludable o puede sanar independientemente de la afección, ya que como se ha descrito este filtro del cuerpo y sus células tienen una maravillosa capacidad auto-reparación, solo debemos suminístrale los elementos correctos para que esta sanación natural tenga lugar.

1. **La Avena**: la avena tiene un alto contenido de fibra soluble, un bajo índice glucémico y es también un grano entero, lo que significa que contienen muchas vitaminas y minerales esenciales. Por lo tanto, una dosis regular de avena en su dieta puede ayudar a

bajar los niveles de colesterol de forma natural, también puede prevenir la diabetes tipo 2 puede reducir el riesgo de enfermedades del corazón. El arroz integral también es un excelente alimento para reducir el colesterol. Puede consumir una taza de avena cocida en las mañanas, no endulzar con azúcar blanco refinado, prefiera la stevia para endulzar.

2. **Salmón**: este alimento está repleto de proteínas y es una buena fuente de ácidos grasos omega-3 (un tipo de grasa insaturada), con enormes beneficios para la salud. El consumo de omega-3 disminuye los niveles de colesterol y triglicéridos, lo que impide la obstrucción de las arterias y disminuye la presión arterial que, a su vez, disminuye el riesgo de enfermedad cardíaca y accidente cerebrovascular. También hay evidencia que sugiere que puede ayudar a reducir la inflamación asociada con la artritis, a prevenir la pérdida de memoria y reducir la depresión.
Otras fuentes de Omega-3 son el atún, las sardinas, la trucha, el arenque y las almejas y en general todos los pescados. También las nueces y las semillas de lino. El consumo recomendado este tipo de alimento es de dos a 4 veces por semana.

3. **Jugo de Zanahoria**: beber zumo natural de zanahoria orgánica diariamente ayuda a prevenir la formación de cálculos biliares y cálculos en el

hígado. Puede beber este jugo antes de las comidas para mantener un hígado limpio.

4. **El Cardo Lechoso** (Milk Thistle) es una hierba que protege a las células del hígado y mejora su función y es también un **excelente anti-oxidante**, se puede consumir en forma de suplemento a base de hierbas naturales para mejorar la secreción de la bilis y para estimular la digestión. Cardo Mariano (silimarina): Esta es la hierba más recomendada sobre todo para enfermedades del hígado y para la protección del hígado de las toxinas diarias. El cardo mariano es una planta de la familia de las margaritas autóctona de Europa, norte de África y el Medio Oriente. Se ha demostrado clínicamente que mejora la función del hígado y puede reparar daños en este vital órgano de nuestro sistema. Es recomendable su uso ya sea en forma de pastilla o extracto con cantidades o dosis que van de 100 a 1000 mg.

Es común en personas con problemas de hígado tomar 300 mg tres veces al día. Si el hígado necesita sanación o protección, el cardo de leche se puede utilizar durante el tiempo que se requiera hasta lograr una sanación y recuperación natural. Esta hierba es excelente para ayudar a desintoxicar el hígado del alcohol y tiene propiedades anti-inflamatorias. Para la preparación de té de cardo lechoso, remoje 1/2 cucharadita de semillas secas en una taza de agua hirviendo durante 15 minutos. Este se debe beber 3 veces al día.

5. **No olvidar beber agua caliente con zumo de limón** al despertar o antes de las comidas, esta sencilla costumbre actúa como un estimulante digestivo y le da apoyo a la salud del hígado debido a sus propiedades alcalinas.

6. **Incorpore las frutas de colores brillantes y vivos** en su alimentación diaria. Las frutas frescas orgánicas y las verduras orgánicas como las zanahorias, los tomates, las patatas dulces, los pimientos, el berro, la papaya, la remolacha, los melones y las fresas están llenos de antioxidantes excelentes para su salud, tales como la vitamina C, E, fitonutrientes y beta-caroteno. Consumir antioxidantes ayuda a restaurar el hígado luego de una desintoxicación y son especialmente importantes para continuar con una limpieza de su sistema interno. Toxinas como la nicotina se pueden ir eliminando del organismo con el consumo frecuente de estos antioxidantes ya que es crucial incorporar las verduras y las frutas en su dieta si quiere mantener un hígado limpio y en buen funcionamiento.

7. **Consuma ajo, berros, cebolla y berros** (alimentos de azufre) todos estos ayudan a la desintoxicación de su sistema interno. Incluya más vegetales en su dieta, vegetales como la coliflor, el brócoli y la col

rizada ayudan a incrementar la alcalinidad de su cuerpo.

8. **El diente de león** es un excelente digestivo natural amargo que puede ayudar a estimular el hígado y mejorar su función. Usted puede comprar el diente en las tiendas de alimentos saludables naturistas. Esta es otra hierba muy benéfica para el hígado que algunas veces se mezcla con el cardo lechoso en cápsulas, esta es una excelente combinación para recuperar la salud hepática. Algunos prefieren extractos o incluso tés de diente de león. Además de ser una buena fuente de muchas vitaminas, la hierba de diente de león proporciona hierro, potasio, y zinc. Su función más preciada es la de estimular la producción de bilis y su flujo entre la vesícula biliar y el hígado para mejorar la función del hígado y la salud general.

9. **Los probióticos** (bacterias beneficiosas) crean condiciones saludables para el intestino, lo que reduce la carga tóxica en el hígado.

10. **La lecitina** es un nutriente importante para la función del hígado y es necesario para el flujo saludable de la bilis saludable para la digestión de las grasas y para prevenir los depósitos de grasa y colesterol en el hígado así como en otros lugares del cuerpo como las arterias. Buenas fuentes de lecitina (fosfatidilcolina) pueden ser los frijoles de soja y los

huevos o puede tomar gránulos de lecitina y espolvorear sobre los alimentos que va a ingerir.

11. **Las zeolitas** son minerales naturales volcánicos que ayudan a atrapar toxinas gracias a su estructura en forma de panal de abeja y reducen la carga tóxica en el hígado. Estas no atrapan los minerales saludables y su único efecto secundario es una posible deshidratación que se puede evitar bebiendo suficiente agua pura durante el día. Ayudan a absorber los metales pesados limpiando el hígado de estas impurezas toxicas perjudícales para su salud expulsándolos por la orina. También permiten la eliminación eficaz de otras toxinas tales como dioxinas, pesticidas y herbicidas. Por lo tanto, puede ser una adición útil a un programa de desintoxicación. La zeolita también contribuye a limpiar la sangre y a equilibrar el pH del cuerpo logrando con esto impedir el crecimiento de células dañinas y fortaleciendo su sistema inmunológico. Puede beberla en gotas diluida en agua de acuerdo a las indicaciones del envase y es una buena adición para su programa de desintoxicación hepática.

12. **La soja:** la soja es una proteína de alta calidad que no contiene colesterol o grasa animal. Es baja en grasas saturadas, alta en fibra, y se sabe que reduce el riesgo de enfermedades del corazón y derrame cerebral, puede ayudar a prevenir la osteoporosis, aliviar los sofocos durante la menopausia y puede incluso ayudar a prevenir cáncer de pecho, próstata

y cáncer de intestino. Existen múltiples investigaciones realizadas sobre los efectos del consumo de soja en donde se desestima cualquier relación entre la soja y el cáncer y por el contrario se resaltan sus cualidades para la salud. Puede tomarla en forma de leche de soja, helados de soja, yogurt de soja y también consumiendo sustitutos de la carne hechos a base de la soja.

13. **Jugo de vegetales**: una de las maneras más fáciles de asegurarse de obtener sus 5 porciones de verduras en su dieta diaria es bebiendo jugos naturales de vegetales que contienen las vitaminas esenciales, minerales y otros nutrientes que se encuentran en los vegetales en su forma original. El jugo de tomate es una fuente particularmente buena de licopeno, un antioxidante que puede reducir el riesgo de ataque al corazón, cáncer de próstata y posiblemente otros tipos de cáncer. Prácticamente todos los vegetales pueden transformarse en jugos naturales como la zanahoria, apio, pepino, pimiento, remolacha, el tomate y jengibre. Prepararlos en casa es un placer y una costumbre sana. En algunos casos también puede mezclar frutas con este tipo de zumos para mejorar su sabor y para recibir más nutrientes.

14. **Té:** beba al menos una taza de té verde al día. Este está lleno de antioxidantes y una taza de té puede ayudar a proteger las células del cuerpo contra el daño y la mutación. El té verde también contiene ECGC - un **poderoso antioxidante** que puede

inhibir el crecimiento de células cancerosas, mientras que el té negro puede estimular el sistema inmunológico, reducir el riesgo de accidente cerebrovascular y puede ayudar a prevenir la osteoporosis.

15. **Incluya los arándanos en su dieta**, los arándanos son ricos en compuestos vegetales (fitonutrientes) que pueden ayudar a prevenir las infecciones del tracto urinario. Este súper alimento también puede ayudar a mejorar su memoria a corto plazo, promover el envejecimiento saludable y reducir el riesgo de enfermedades del corazón y cáncer. Tienen propiedades anti-inflamatorias, contiene vitamina C para mantener sus capilares y vasos sanguíneos sanos, y son una buena fuente baja en calorías de potasio y fibra.

    También puede comer: zarzamoras, fresas, grosellas, sultanas, moras y cerezas. Idealmente debe consumir 2 porciones de esta fruta al día. Una porción equivale a una pieza mediana de fruta fresca, una taza de fruta fresca cortada en cuadritos, o dos cucharadas de frutos secos. El objetivo es consumir de cuatro a cinco porciones de arándanos por semana para mantener una buena salud digestiva y del hígado.

16. **Brócoli**: esta verdura es una magnifica fuente natural de calcio, ácido fólico. potasio, fibra y un grupo de compuestos llamados fitonutrientes que

pueden ayudar a prevenir enfermedades crónicas como enfermedades como la diabetes, enfermedades cardíacas y algunos tipos de cáncer. También el brócoli es rico en antioxidantes y vitaminas A y C, y su consumo frecuente ayuda a proteger las células del cuerpo, estimula el sistema inmunológico, fortalece los huesos y se cree que puede reducir la incidencia de defectos de nacimiento, así que incluya este maravilloso vegetal en sus menús a partir de ahora o incremente su consumo por medio de deliciosas ensaladas saludables o de beber jugos naturales hechos de vegetales.

17. **Calabaza**: este alimento tiene excelentes propiedades anti-envejecimiento ya que contiene beta-caroteno, un poderoso antioxidante que el cuerpo convierte en vitamina A y su consumo puede ayudar a retrasar el proceso de envejecimiento y reducir el riesgo de los cánceres de pulmón, colon, vejiga y mama. A diferencia de la verdadera vitamina A, el beta-caroteno no es tóxico para el hígado si se consume en grandes cantidades. La calabaza es rica en fibra, vitaminas B6, C y E, ácido fólico y potasio.

18. **La raíz de bardana**: este es un purificador de la sangre natural y se cuenta entre las hierbas favoritas entre los que practican de la medicina ayurvédica. Su consumo también estimula el flujo de la bilis, mientras que ayuda a un hígado debilitado purificando la sangre restaurando las células

dañadas. También se puede beber en forma de <u>te natural de raíz de bandana</u>.

19. **Alcachofa (cinarina):** esta hierba también ayuda a la producción y el flujo de la bilis. Ayuda a prevenir los cálculos biliares y también puede frenar efectivamente la ictericia (coloración amarillenta de la piel y de los ojos como resultado de aumento en la bilirrubina en la sangre debido a problemas hepáticos). Se puede consumir en forma de té o de capsulas que se pueden conseguir en las tiendas naturistas.

20. **La cúrcuma (curcumina):** esta hierba y sus cualidades anti-inflamatorias han sido clínicamente probadas. Siendo la mayoría de las dolencias del hígado de tipo inflamatorio, es conveniente incluir el consumo de esta hierba para la recuperación natural del hígado. Se pueden ingerir en forma de <u>capsulas</u> como un poderoso anti-oxidante natural. Este también es un excelente remedio natural para la artritis.

21. **La raíz de achicoria:** esta raíz tiene una larga y bien documentada historia de ayudar con los problemas de hígado. Ayuda a la purificación del hígado y a la purificación de la sangre. Su consumo ayuda en la eliminación de contaminantes desde el sistema digestivo, lo que permite que el hígado mejore sus funciones tan de filtración de toxinas. La raíz de achicoria se puede consumir en forma de té

al combinar 1 cucharada de achicoria en 1 taza de agua pura hirviendo. Este té reposado durante la noche tiene mejores efectos.

Recetas Saludables Para Mantener un Hígado Saludable

Sopa Saludable de Vegetales:

Tiempo de preparación: 15 minutos

Tiempo de cocción: 25 minutos

Porciones: 6

Ingredientes:
- 1 cebolla orgánica, cortada en cubitos
- 1 cucharada de aceite vegetal
- 1 cucharadita de ajo picado o 1 diente de ajo fresco
- 1 cucharadita de comino
- 1 pimiento verde orgánico picado
- 1 pimiento rojo orgánico, picado
- 2 zanahorias orgánicas grandes, picadas
- 2 tomates orgánicos picados
- 1,5 litros de caldo de carne (sal de mar reducida)
- 1/2 taza de lentejas
- 1 calabacín orgánico picado
- 400 g de frijoles de riñón rojos, escurridos y enjuagados
- 1 batata dulce pequeña, cortada en cubitos

Método:

1. Coloque el aceite, la cebolla, el ajo y el comino en una olla grande

2. Caliente a una temperatura media hasta que se ablande la cebolla

3. Agregue los tomates, el caldo, las zanahorias, el calabacín, el pimiento y las lentejas y llevar a ebullición

4. Reducir el calor y cocine a fuego lento durante unos 20 minutos

5. Añadir los frijoles y cocine a fuego lento durante un par de minutos

6. Vierta la mezcla de todos los ingredientes en una licuadora y licúe para beberlo o servir como es en platos de sopa

Sopa Saludable de Brócoli y Puerro

Tiempo de preparación: 10 minutos

Tiempo de cocción: 25

Porciones: 4

Ingredientes:

- 2 rebanadas gruesas de pan integral, sin corteza, cortado en trozos de 1 cm
- Aceite de oliva extra virgen en spray o para rociar
- 2 dientes de ajo, machacados
- 1 papa grande, pelada y finamente picada
- 1 litro (4 tazas) de agua pura
- 1 pastilla de caldo desmenuzado de sal reducida
- 600g brócoli, cortado en floretes
- 1/4 taza de hojas de perejil fresco
- 1/4 taza de hojas de albahaca fresca
- 75 g (1/4 de taza) crema agria baja en grasa

Método:

1. Precaliente el horno a 200 ° C. Coloque el pan sobre una bandeja para hornear y rocíe ligeramente con spray de aceite de oliva. Hornee, dándoles vuelta una vez, durante 10 minutos o hasta que esté dorado.

2. Mientras tanto, calentar una sartén grande a fuego medio. Rocíe con spray de aceite de oliva. Añadir el puerro. Cocine, revolviendo de vez en cuando, durante 5 minutos o hasta que estén blandas. Agregue el ajo y cocine por unos 30 segundos.

3. Agregue la papa, el agua y la pastilla de caldo a la mezcla de puerros. Cuando empiece a hervir, reduzca el fuego a bajo y cocine a fuego lento durante 10 minutos. Agregue el brócoli. Cocine a fuego lento durante 5

minutos o hasta que el brócoli esté tierno. Deje enfriar ligeramente.

4. Coloque la mezcla de brócoli, el perejil y la albahaca en la jarra de la licuadora y licue hasta que quede suave. Transfiera la sopa a una cacerola limpia. Revuelva a fuego medio-bajo hasta que esté caliente.

5. Sirva la sopa entre los tazones. Cubrir con la crema agria y trocitos de pan integral. Sazone con pimienta para servir. Disfrútela!

Deliciosa Ensalada Saludable de Calabaza y Espinacas

Tiempo de preparación: 10 minutos

Tiempo de cocción: 30 minutos

Porciones: 6

Ingredientes:

- 1 calabaza de 600g, sin semillas, pelada y cortadas en gajos
- 2 cucharaditas de aceite de oliva
- 3 cucharaditas de miel de abejas

- Semillas de sésamo 2 cucharaditas
- 1 cucharada de jugo de limón fresco
- 2 cucharadas de aceite de oliva extra-virgen
- 2 cucharaditas de mostaza de grano entero
- 1 paquete de espinaca orgánica o 150 gramos
- 1 paquete o 75 gramos de piñones tostados

Método:

1. Precaliente el horno a 220 ° C. Forrar una bandeja para hornear con papel de hornear antiadherente. Coloque la calabaza en un tazón grande. Rocíe con aceite y miel. Sazone con sal de mar y pimienta. Revuelva suavemente hasta que la calabaza esté bien cubierta. Colocar en una sola capa sobre la bandeja forrada.

2. Hornee, dándoles vuelta una vez durante la cocción, durante 25 minutos o hasta que estén doradas. Retire del horno y espolvorear uniformemente con las semillas de sésamo. Volver al horno y hornear por 5 minutos o hasta que las semillas se tuestan ligeramente. Retire del horno y deje reposar por 30 minutos para que se enfríe.

3. Mezcle el aceite de oliva extra-virgen, el zumo de limón, la mostaza y la miel extra en un frasco con tapa de rosca y agitar hasta que estén bien mezclados. Sazone con sal y pimienta.

4. Coloque la calabaza, las espinacas y los piñones en un recipiente grande. Rocíe con el aderezo y mezcle suavemente hasta que estén combinados. Sirva inmediatamente. Disfrute esta deliciosa ensalada saludable en cualquier momento del día para sus menús de hígado saludable.

Deliciosa Sopa de Maíz con Pollo

Tiempo de preparación: 15 minutos

Porciones: 4

Ingredientes:

- 1 cebolla picada pequeña
- 1 cucharadita de aceite de oliva extra-virgen
- 500 ml de caldo de pollo de sal reducida
- 1 taza y media de maíz en grano
- 1 papa orgánica mediana rallada
- 3 solomillos de pollo (finamente picado crudo)
- 2 cucharadas de crema baja en grasa
- unas cebollas finamente picadas para adornar

Método:

1. Freír la cebolla en el aceite hasta que se ablande, agregue la papa rallada y se remover en la sartén durante un 1 o 2.

2. Agregue el caldo de pollo y el maíz. Cocine hasta que se cocine la cebolla y la patata. Espere hasta que empiece a hervir y añadir el de pollo crudo finamente picado. Cocinar un par extra de minutos aprox.

3. Agregue pimienta negra y agregue sal de mar al gusto. Agregue la crema baja en grasa y luego adornar con la cebolleta picada.

Ensalada Saludable de Zanahoria y Jengibre

Porciones: 4

Ingredientes:

- 2 cucharadas de semillas de sésamo, tostado y ligeramente seco
- 3 zanahorias orgánicas medianas ralladas
- 1 taza de brotes de soja frescos (opcional)

Ingredientes del Aderezo:

- ¼ de taza de jugo de limón fresco
- 1 cucharada sopera de aceite de cacahuete
- 1 cucharada sopera de aceite de sésamo
- 3 cucharaditas de jengibre rallado

• 4 cucharaditas de azúcar de palma (o azúcar moreno)

• Pimienta recién molida negra

Método:

1. Mezclar bien todos los ingredientes del aderezo en un tazón y verter sobre los ingredientes de la ensalada

2. Mezcle para combinar y disfrútela!

Súper Jugo Saludable de Brócoli limpiador del Hígado

Ingredientes:

- 1 taza de floretes de brócoli
- 1 manzana orgánico
- 1 pera orgánica
- 1 pequeño jengibre perilla
- 1 remolacha pequeña orgánica

Método:

1. Lavar muy bien todos los ingredientes y picarlos
2. Mézclelos con extractor de jugos y disfrútelo!

Receta de Batido Natural de Desintoxicación de Alcohol #1

Ingredientes:

- 2 tazas de bayas orgánicas (frescas o congeladas)
- 1 taza de leche de coco
- 2 plátanos maduros orgánicos
- 2 cucharadas de semillas de cardo mariano o cardo de leche
- Agua pura

Método:

1. Moler las semillas del cardo de leche en un molinillo de café o con una licuadora.

2. Añadir la leche de coco, plátanos orgánicos y bayas a la licuadora

3. Añadir las semillas molidas de cardo mariano

4. Mezclar bien.

5. Agregue agua hasta que el batido alcance la consistencia que usted prefiera.

Súper Batido de Desintoxicación de Alcohol de Hígado #2

Ingredientes:

- 3 remolachas orgánicas (cortadas en cuartos) estimula la función hepática
- 3 zanahorias orgánicas (estimula la función hepática)
- 2 tazas de vegetales de hojas verdes de su elección (estos neutralizan las toxinas y los metales pesados)
- 1 taza de hojas de diente de león verdes amargos (aumentan la creación y el flujo de la bilis)
- 1 limón orgánico (partido en cuartos) este tiene un alto contenido de vitamina C que ayuda al cuerpo a sintetizar las sustancias tóxicas para ser absorbidas por el agua y luego eliminadas a través de la orina, el sudor y la expiración.

- 1 manzana orgánica, sin corazón y cortada en rodajas (Estas ayudan a limpiar y liberar las toxinas del tracto digestivo, aliviando el peso toxico del hígado)
- 1 taza de repollo morado orgánico (picado) (este ayuda a aumentar la cantidad de glucosinolatos en su sistema y ayuda a la producción de enzimas en el hígado
- Agua pura
- 2 cucharadas de MCT (aceite de triglicéridos de cadena media) que ayuda a que los nutrientes sean absorbidos por el cuerpo. Aceite de MCT no necesita ser descompuesto por el hígado por lo que es una grasa ideal para consumir en la limpieza de hígado.

Método:
1. Agregue los ingredientes a la licuadora
2. Vierta el agua pura para alrededor de 3/4 del contenedor
3. Licuar a velocidad alta hasta que este licuado el batido (puede agregar más agua para lograr la consistencia deseada)
4. Disfrute de este batido súper saludable y de todos sus beneficios nutricionales!

La limpieza de Hígado por Medio del Consumo de Jugos Naturales

Beber zumos naturales con frecuencia tiene un montón de beneficios para su sistema interno y para su salud. Por un lado, beberlos en su estado más natural ayuda a eliminar las toxinas que se acumulan en el cuerpo por el consumo de alimentos ricos en conservantes, alimentos con aditivos, azúcar artificial y azúcar refinado, hormonas y diversos productos químicos presentes en las comidas altamente procesadas. Un plan de limpieza integral a partir de jugos naturales puede ayudarle a mantener un hígado sano y un ambiente alcalino en su sistema para mantener a raya las enfermedades.

Una limpieza a base de jugos naturales es fácil de seguir y se trata de un ayuno líquido: durante 10 días debe beber una combinación de los siguientes ingredientes: agua purificada, pimienta de cayena, jarabe de arce puro y zumo de limón orgánico fresco. Para llevar a cabo este método de limpieza debe evitar completamente el consumo de alcohol y alejarse por completo de los alimentos procesados, mantener a raya los productos de origen animal, el azúcar, la cafeína, el trigo y evitar fumar cigarrillos días antes y durante la limpieza. Cerca de 4 a 8 tazas de este jugo debe beber al día mientras dure este tratamiento natural de desintoxicación además de mantener un consumo regular de agua pura durante el día para ayudar a que la eliminación toxica sea mas efectiva.

Otro remedio casero natural en forma de zumo que puede consumir es una combinación de agua tibia, jugo de limón, una pizca de pimienta de cayena y una cucharadita de miel de abejas orgánica. Esta poción desintoxicante natural debe tomarla a primera hora de la mañana y antes de haber comido cualquier alimento.

Inmediatamente después de beber esta mezcla saludable en la mañana debe beber un jugo de fruta natural como un zumo de manzanas verdes orgánicas con unas gotas de limón, esta combinación debe ser suficiente para el desayuno. A la hora del almuerzo debe repetir este mismo procedimiento y puede variar el tipo de zumo natural que bebe después de beber la combinación de agua tibia con limón, cayena pimienta y miel.

Otra receta muy fácil de preparar es la siguiente:

- 4 pomelos o toronjas orgánicas
- 4 cucharadas de sal de Epsom
- Agua pura (suficiente para preparar un jarra de zumo)

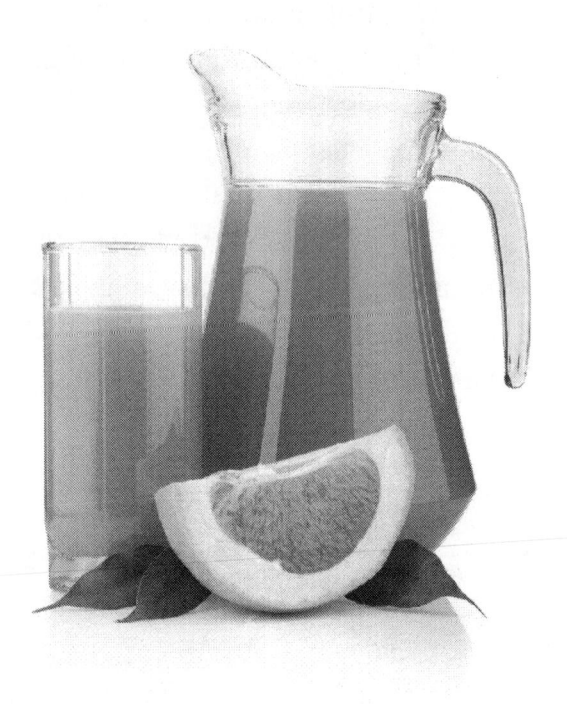

Esta es otra receta eficaz para la limpieza del hígado que puede ser utilizada alternativamente con los otros métodos descritos en este libro. Usted puede elegir alguno de estos métodos para mantener un hígado sano y limpio.

Esta dieta debe hacerse en cuatro partes. Por la mañana, puede consumir frutas frescas y verduras frescas orgánicas. Después de las 2 P.M. debe suspender cualquier consumo de alimentos sólidos.

Después de 4 horas, la dieta de limpieza del hígado puede comenzar. La segunda dosis debe tomarse después de unas horas. La tercera parte se debe tomar a las 6 A.M. del día siguiente y el último, después de dos horas.

No olvide preparar su cuerpo antes de iniciar cualquiera de estas dietas con una alimentación liviana saludable días previos a cualquier ayuno.

Una dieta con jugo de frutas y verduras frescas también le ayuda a limpiar la vesícula biliar. La vesícula biliar está diseñada para trabajar en conjunto con el hígado para digerir los alimentos y eliminar toxinas. Pero cuando uno o ambos de estos órganos vitales se encuentran obstruidos debido a la mala nutrición o la acumulación excesiva de toxinas, el colesterol puede cristalizarse junto con el calcio para formar cálculos biliares. Beber zumos natrales de frutas orgánicas hace que sea mucho más fácil eliminar estas arenillas y cristalizaciones en forma de piedras evitando así que se complique su estado de salud.

El consumo frecuente de jugos de frutas y verduras frescas crean un ambiente alcalino en su cuerpo evitando que prosperen enfermedades y ayudan a mantener un pH balanceado. Idealmente el pH debe encontrase entre 7,3 y 7,4. Siempre preferir los zumos naturales sobre las bebidas carbonatadas artificiales que contienen fosfatos que evitan que el cuerpo absorba calcio, el calcio ayuda a mantener un nivel adecuado de alcalinidad en el cuerpo. Beber zumos naturales también ayuda a controla la inflamación, el zumo de manzana verde orgánica es especialmente efectivo debido a un ingrediente anti-oxidante llamado pectina que ayuda a desintegrar y suavizar los cálculos biliares así como a prevenir la formación de nuevos cálculos. Otras opciones de ingredientes naturales excelentes para preparar zumos saludables son el apio y las remolachas que también tienen agentes limpiadores desintoxicantes naturales.

¿Cómo Mantener su Salud Después de una Limpieza Hepática?

En realidad esta es la mejor oportunidad para finalmente hacer cambios en su estilo de vida y para mantener los beneficios que recibe después de hacer una limpieza hepática natural. Tenga en cuenta que no quiere decir que después de haber hecho este plan de desintoxicación usted deba abusar nuevamente de la salud de su hígado. Al hacer algunos cambios simples en su alimentación y en su estilo de vida usted logrará mantener la salud que su hígado ha recuperado. Usted se sentirá más ligero, más fuerte, más joven y con más energía al final de la limpieza hepática. Lo ideal es que usted haga todo lo posible por mantener su nuevo estado de salud y preste atención a su alimentación tenga cuidado al reiniciar sus hábitos alimenticios normales.

A la pregunta de cómo mantener la salud del hígado la mejor respuesta es por medio de una limpieza hepática de forma regular, por ejemplo cada tres o cuatro meses es una buena práctica. Hacer cambios en sus patrones habituales de dieta y ejercicio también es clave para mantener la salud de este órgano indispensable para la vida, manteniendo estas premisas, su próxima limpieza será para el fortalecimiento de la salud del hígado y de sus funciones y no para tratar de salvarlo desesperadamente de años de negligencia y malas costumbres.

¿Cómo debe ser su dieta a partir de ahora? Una vez que usted ha completado una limpieza de hígado natural, su dieta debe enfocarse más en el consumo de granos enteros, de frutas frescas orgánicas, más verduras orgánicas, carnes magras, aves, pescado y mucha agua pura con limón para ayudarle a mantenerse hidratado y desintoxicado. Usted debe evitar volver una alimentación basada en comidas altamente procesadas como golosinas azucaradas y alimentos con alto contenido de sodio. Una excelente costumbre es el añadir especias como el ajo y la cúrcuma ya que estas son ayudas naturales a la función del hígado y ayudan a la desintoxicación natural de su sistema interno.

Mantener un hígado sano es una parte integral del proceso de desintoxicación y de limpieza hepático. Una vez haga los cambios necesarios en su estilo de vida la limpieza regular de este órgano se hará como método para mantener su salud y no para salvarlo del colapso total. Su motivación debe ser obviamente mantener un cuerpo sano y recordar que si ha sufrido del hígado ha sido por negligencia y por descuido en su estilo de vida y en su alimentación. Recuerde que este órgano es responsable de la eliminación del 90% de las toxinas de su sistema y su sistema linfático elimina el 10% restante.

El ejercicio es una pieza clave del mantenimiento de la salud de su hígado. El ejercicio hecho de forma frecuente estimula una circulación saludable que promueve las funciones del sistema linfático ayudando también a mejorar las funciones del hígado. Así que es esencial mantener una buena circulación y esto se puede lograr por medio de algunos ejercicios como los siguientes:

- El ejercicio cardiovascular: cualquier ejercicio que estimule su ritmo cardiaco como trotar, montar en bicicleta, caminar rápidamente o el spinning hará que su circulación mejore.

- Nadar: este es un ejercicio maravilloso que mantiene sus músculos tonificados y es de bajo impacto y a la vez ayuda también a activar la circulación.

- Yoga: practicar yoga es excelente para la circulación y para la distención su cuerpo que gana flexibilidad y se aleja del estrés. El estrés afecta las funciones del hígado y esto causa irritabilidad emocional según la medicina china. Según esta la impaciencia, el mal humor y la irritabilidad están relacionadas con el estado del hígado. La meditación también es excelente para ayudar al sistema linfático. Las habilidades que usted gana en el control de su respiración y tomando ciclos profundos de respiración sirven para aumentar la velocidad a la que el líquido de la linfa circula a través de su sistema. Los ejercicios para el sistema linfático son excelentes para bombear fluido linfático a través del cuerpo que a su vez ayudan a mejorar la salud de este sistema que es también responsable de eliminar toxinas que están más asociadas con el desarrollo de ciertos tipos de cáncer. Conectar con la naturaleza es siempre relajante y tiene efectos de sanación maravillosos no solo para su salud interna sino para su estado mental y su bienestar en general. La meditación también ayuda a reducir en gran medida el estrés y la ansiedad, reducir estos benefician la salud del hígado ya que reducen la producción pancreática de hormonas y agentes que luego deben ser procesados por este órgano.

Aunque un cambio de estilo de vida parece a veces ser muy restrictivo y muy aburrido la verdad es que el objetivo es lograr mejorar nuestro estado de salud y la recompensa es mucho más grande que satisfacer una debilidad momentánea por regresar a los malos hábitos. Es claro que todos tenemos momentos de tentación y debilidad en cuanto a nuestra alimentación se refiere, todas las dietas en algún momento son rotas pero está en nuestras manos rectificar el camino para mantener un estilo de vida más saludable a partir de ahora. Cuando nuestro cuerpo se acostumbra a una dieta más saludable inconscientemente rechaza comidas que le hacen daño e incluso está mejor preparado para asimilar cualquier "pecado" al consumir alimentos no tan saludables. Lo importante es entender que nuestro sistema interno merece atención y que podemos desintoxicarnos adoptando nuevas y mejores costumbres alimenticias.

Reduzca al máximo o elimine el consumo indiscriminado de bebidas de alto contenido alcohólico y también elimine la cafeína. Si usted disfruta de una copa de vino con sus comidas hágalo con extrema moderación y limite su consumo a una copa en un periodo de 48 horas. Este es el tiempo que le toma a su hígado procesar el alcohol y la cafeína que consume.

Tome baños moderados de sol para recibir vitamina D de forma natural ya que esta es esencial para todos los procesos del cuerpo y también es importante para mantener las funciones saludables del hígado. Agregue ajo a sus recetas saludables, el ajo es un desintoxicante natural maravilloso.

Conclusión

La salud del hígado es esencial para mantener una vida libre de enfermedades y la verdad es que no debe ser entendida como una opción sino como una necesidad. Debe ser una prioridad mantener este órgano vital en buen funcionamiento si queremos gozar de una vida llena de salud y de energía. En realidad lo que debemos entender es que se requiere tan solo un cambio de perspectiva con respecto a nuestra alimentación y a nuestro estilo de vida que será simple de seguir una vez nuestro cuerpo asimile los cambios. Somos conscientes de cuando estamos afectando nuestra salud ingiriendo alimentos y bebidas poco saludables para el bienestar de este filtro vital. Cuando hacemos una limpieza hepática natural como esta estamos ayudándole a nuestro cuerpo a recuperarse y a restaurar su estado natural de salud.

Debemos entender que nuestro cuerpo necesita ayuda para cumplir sus funciones naturales y para regenerarse, de nuestras decisiones depende que vivamos más y mejores años de vida más saludable. Mi deseo es que esta desintoxicación natural le ayude a recuperar la vitalidad pérdida y mi esperanza es haber sembrado en usted amigo lector la consciencia de la importancia de una limpieza hepática frecuente. Son muchos los beneficios que se obtienen con un hígado saludable como mejor digestión, unas funciones metabólicas óptimas y una pérdida de peso saludable. Un hígado saludable le permitirá disfrutar de una vida feliz y saludable.

Gracias por leer este libro y mi mayor deseo es que su salud mejore día a día con una nueva vitalidad que no solo afectará su bienestar sino su actitud frente a la vida. Un cuerpo sano es un cuerpo listo para vivir y para disfrutar de todo lo bello que tiene la vida. Cuide siempre su salud, es un tesoro que muchas veces damos por hecho pero al que no siempre dedicamos toda la atención que merece.

Quiero darle las gracias por leer este libro y pedirle que si le ha gustado su contenido amigo lector por favor escriba una opinión favorable en esta página:

http://tinyurl.com/libro-desintoxicar-higado

Esto tan solo le tomará un minuto de su tiempo y ayudará a que otras personas se beneficien con la información de este libro. Muchas gracias por su opinión y su apoyo.

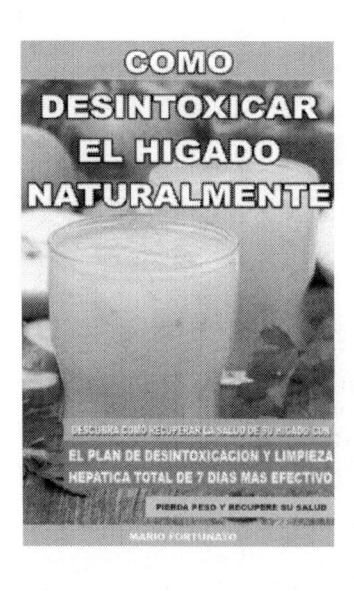

POR FAVOR ESCRIBE UN REVIEW POSITIVO SI TE HA GUSTADO EL CONTENIDO DE ESTE LIBRO

GRACIAS!

Otros libros que pueden interesarle:

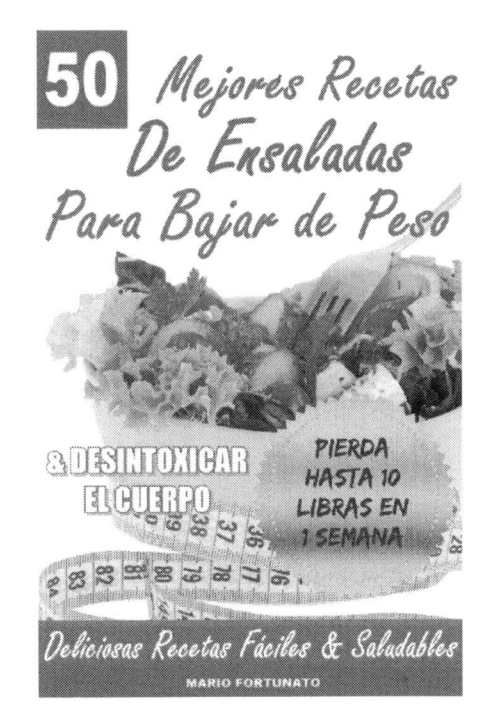

http://tinyurl.com/recetas-ensaladas

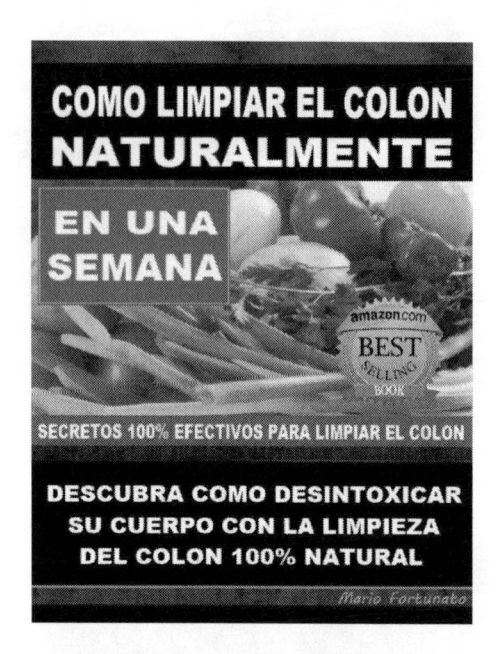

http://tinyurl.com/limpiar-colon-naturalmente

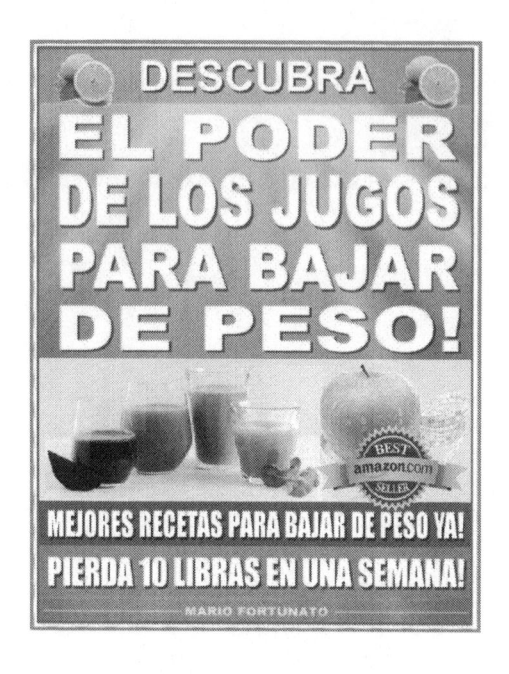

http://tinyurl.com/jugos-bajar-peso

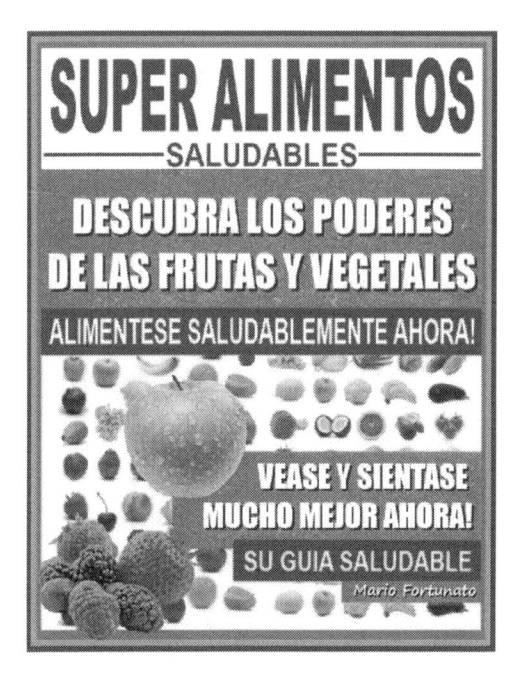

http://tinyurl.com/libro-super-alimentos

© **2014 Mario Fortunato. TODOS LOS DERECHOS RESERVADOS.** La totalidad del contenido de este libro, inclusive, pero no limitado al texto, el diseño, los gráficos, cover, así como la selección y la disposición de todos ellos, está protegida como derecho de autor, y otros derechos de propiedad intelectual de propiedad de Mario Fortunato y sus afiliados.

La Información contenida en este libro es producto de la investigación y búsqueda realizadas por el autor pero no constituyen en ningún momento consejo médico alguno, consulte a un especialista si desea una opinión profesional. El autor no asume ningún tipo de responsabilidad en relación a los consejos mencionados en este libro ni a las referencias hechas en el mismo.

GARANTIA DE RESPONSABILIDAD

El autor y el editor han realizado todos los esfuerzos para garantizar la exactitud de la información aquí contenida. Sin embargo, la información contenida en este libro se ofrece sin garantía, expresa o implícita. Ni el autor ni sus distribuidores, serán responsables por cualquier daño causado directa o indirectamente por las instrucciones contenidas en este libro.

Made in the USA
Las Vegas, NV
18 March 2024